ナース・研修医・臨床工学技士のための

ファーストタッチ 人工呼吸器

石橋一馬

神戸市立西神戸医療センター臨床工学室
呼吸治療専門臨床工学技士

MCメディカ出版

はじめに

　人工呼吸管理はとても奥が深く、勉強しても勉強してもなかなか足りるものではないのではないでしょうか。モードや設定だけでなく、患者さんの管理に操作方法、関連する物品など、覚えることも身につけることも本当にたくさんあります。専門用語に英語に略語、同じ意味であってもメーカーごとに表記が異なることも珍しくありません。

　私も初めて臨床工学技士として人工呼吸管理に携わったときは何をどうすればよいのかさっぱりわかりませんでしたが、いろんな雑誌や文献を参考にしつつ臨床経験を重ねることで、さまざまな知識や技術を身につけてきました。やがて教わることよりも伝えることが増えてくると不思議なことに気づきます。私が新人だった頃と今では管理方法も装置も様変わりしていますが、後輩や看護師さん、研修医の先生に聞かれることは月日を経てもあまり変わりがなく、でもとてもシンプルですが意外と重要だったりします。

　人工呼吸器の専門書はたくさん存在し、とてもわかりやすいものからプロフェッショナル向けまで多くあります。この本は人工呼吸管理をする上で、当たり前のことは当たり前に、それ以上に臨床の現場でこそ、現場だからこそ、人工呼吸器のこんなことを「知りたい！」と思う知識をたくさん詰め込みました。初めて人工呼吸器と向かい合ったときにつまずいてしまうのは、意外とシンプルで当たり前すぎて、普段は気づかなかったり見過ごしたりしていたりする「ちょっとしたこと」ではないでしょうか？「なんで先生はこんな設定にしたんだろう？」「こんなときはどこに問題があって、どうすれば解決できるんだろう？」。困ったときやわからないことがあったときにページをめくって探してみてください。みなさんの本当に知りたいことがきっと見つかると思います。

2017年12月

石橋一馬

ファーストタッチ 人工呼吸器

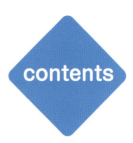
contents

- はじめに ……………………………………………… 3
- 略語集 ………………………………………………… 7

第1章 人工呼吸器の種類と構造

1. 人工呼吸器の種類 ………………………………… 10
2. 人工呼吸器の構成…本体編 ……………………… 14
3. 人工呼吸器の構成…回路編 ……………………… 17
4. 加温加湿の目的 …………………………………… 21
5. 加温加湿器のしくみ ……………………………… 24
6. 人工鼻（HME）…………………………………… 27
7. ネブライザー療法 ………………………………… 30
8. 人工呼吸器の駆動源 ……………………………… 33

第2章 人工呼吸器の準備から片づけまで

1. 人工呼吸器の準備 ………………………………… 38
2. 人工呼吸療法中の操作 …………………………… 41
3. 人工呼吸器のスタンバイモード、終了、片づけ …… 44
4. 人工呼吸器を装着した患者さんの搬送 ………… 48
5. 磁場、電磁波などの発生する環境での呼吸療法 …… 51

⑥ 人工呼吸器を用いた非侵襲的人工呼吸 ………………………… 54

⑦ 人工呼吸器の準備（在宅編） ………………………… 57

⑧ 人工呼吸器の操作方法（在宅編） ………………………… 60

第3章　設定と換気モード

❶ 代表的な設定項目 ………………………… 66

❷ 詳細な設定項目 ………………………… 71

❸ 換気補助のための設定ポイント ………………………… 74

❹ 酸素化補助のための設定ポイント ………………………… 77

❺ 換気様式（量規定換気と圧規定換気） ………………………… 81

❻ 換気方式（強制換気とサポート換気） ………………………… 85

❼ A/C（アシストコントロール；補助調節換気） ………………………… 88

❽ SIMV（同期式間欠的強制換気） ………………………… 91

❾ CPAP（持続気道陽圧） ………………………… 95

❿ BIPAP（二相性気道陽圧） ………………………… 98

⓫ APRV（気道圧開放換気） ………………………… 101

第4章　グラフィックモニターとアラーム

❶ グラフィックモニターの種類 ………………………… 106

❷ 量規定換気（VCV）波形の特徴 ………………………… 109

❸ 圧規定換気（PCV）波形の特徴 ………………………… 112

❹ プレッシャーサポート（PS）波形の特徴 ………………………… 115

❺ 二酸化炭素呼出曲線（カプノグラム）の特徴 ………………………… 118

❻ グラフィックとともに見る人工呼吸器の測定値 ………………………… 121

❼ アラームの原因と設定のポイント ……………………………… 124

❽ トラブルと対応方法…回路リーク ……………………………… 128

❾ トラブルと対応方法…回路の閉塞や狭窄 ……………………… 130

❿ トラブルと対応方法…設定編①ファイティング ………………… 133

⓫ トラブルと対応方法…設定編②その他 ………………………… 136

第5章 人工呼吸管理中のケア

❶ 気管チューブ、カフの管理 …………………………………… 140

❷ 気管チューブ固定 ……………………………………………… 144

❸ 気管吸引のポイント …………………………………………… 147

❹ 用手換気装置①リザーバー付きバッグバルブマスク ………… 151

❺ 用手換気装置②ジャクソンリース回路 ……………………… 154

❻ 人工呼吸器の回路交換 ……………………………………… 157

第6章 人工呼吸器からの離脱

❶ 人工呼吸器からの離脱をはじめよう ………………………… 162

❷ 自発覚醒トライアル（SAT）…………………………………… 165

❸ 自発呼吸トライアル（SBT）…………………………………… 168

❹ 抜管前の危険因子の評価 …………………………………… 171

❺ カフリークテスト ……………………………………………… 175

❻ 抜管とその後の観察 ………………………………………… 178

索引 ………………………………………………………………… 181

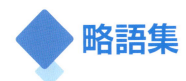

略語集

英略語	英語	日本語
A/C	assist/control	補助/調節換気
APRV	airway pressure release ventilation	気道圧開放換気
ARDS	acute respiratory distress syndrome	急性呼吸窮迫症候群
BIPAP	biphasic positive pressure ventilation	二相性気道陽圧
C	compliance	コンプライアンス
CMV	controlled mechanical ventilation	調節換気
COPD	chronic obstructive pulmonary diseases	慢性閉塞性肺疾患
CPAP	continuous positive airway pressure	持続気道陽圧
CPEF	cough peak expiratory flow	咳嗽時最大呼気流量
$EtCO_2$	end-tidal CO_2	呼気終末二酸化炭素
F_IO_2	inspiratory oxygen fraction	吸入気酸素濃度
HCU	high care unit	高度治療室
HFNC	high flow nasal cannula	経鼻高流量酸素療法
HME	heat and moisture exchanger	人工鼻
ICU	intensive care unit	集中治療室
MAP	mean airway pressure	平均気道内圧
MDI	metered dose inhaler	定量吸入器
MRI	magnetic resonance imaging	核磁気共鳴画像法
MV	minute volume	分時換気量
NIV	non-invasive ventilation	非侵襲的人工換気
NPPV	non-invasive positive pressure ventilation	非侵襲的陽圧換気
P_ACO_2	partial pressure of alveolar CO_2	肺胞気二酸化炭素分圧
$PaCO_2$	partial pressure of arterial CO_2	動脈血二酸化炭素分圧
PCV	pressure control ventilation	圧規定換気
PEEP	positive end expiratory pressure	呼吸終末陽圧
PEF	peak expiratory flow	最大呼気流量
PIF	peak inspiratory flow	最大吸気流量
PIP	peak inspiratory pressure	最大吸気圧
PRVC	pressure regulated volume control	圧補正量規定換気
PSV	pressure support ventilation	プレッシャーサポート換気
R	resistance	抵抗

英略語	英語	日本語
RASS	Richmond Agitation-Sedation Scale	リッチモンド興奮・鎮静スケール
RR	respiratory rate	呼吸数
RSBI	rapid shallow breathing index	浅速呼吸指数
S/T	spontaneous/timed	S/T
SAT	spontaneous awakening trial	自発覚醒トライアル
SBT	spontaneous breathing trial	自発呼吸トライアル
SIMV	synchronized intermittent mandatory ventilation	同期式間欠的強制換気
SpO$_2$	saturation of percutaneous oxygen	経皮的酸素飽和度
TC	tube compensation	チューブ補正機能
TPPV	tracheal positive pressure ventilation	気管切開下陽圧換気
TV	tidal volume	一回換気量
VAP	ventilator-associated pneumonia	人工呼吸器関連肺炎
VCV	volume control ventilation	量規定換気
V_T	tidal volume	一回換気量

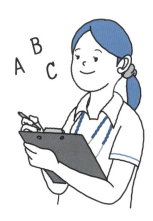

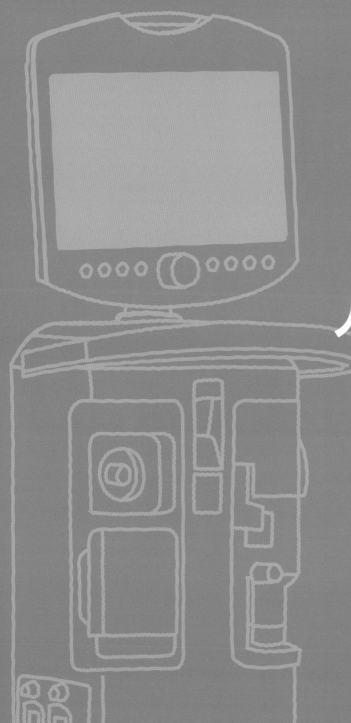

第 1 章

人工呼吸器の種類と構造

第1章 人工呼吸器の種類と構造

1 人工呼吸器の種類

非常に高性能で
集中治療に向いている

コンプレッサーやバッテリーで
院内なら使用場所を選ばない

丈夫でコンパクト、活躍の場は
救急車からドクターヘリまで

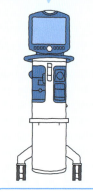
高規格型人工呼吸器

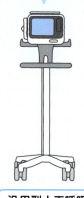
汎用型人工呼吸器

搬送用人工呼吸器

酸素濃度設定もでき
集中治療に向いている

非常にコンパクトで軽量、外部バッテリーも充実
最近は人工呼吸器とNPPVのどちらも可能な機種もある
一般病棟から在宅まで広く活躍する

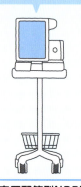
高圧配管型NPPV

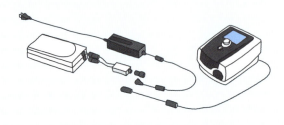
酸素流量計型NPPV兼在宅用人工呼吸器

1. 高規格型人工呼吸器（ICU）

◆ 呼吸状態の観察

　高規格型人工呼吸器は呼吸の性状や肺の柔軟性、気道の抵抗などを測定してくれるだけでなく、PEEPを何cmH₂Oに設定すれば肺に一番やさしい管理が行えるか、気道内圧が何cmH₂O以上で肺が過膨張を起こすのかなど、肺機能の計測も可能です。

◆ グラフィックモニターによる評価

　グラフィックモニターは圧や流量（フロー）、換気量といった波形だけでなく、最近ではEtCO₂（→ p.118〜、第4章-5参照）が表示されるようになってきました。これらの波形は呼吸状態の評価を行うだけではなく、人工呼吸器の設定が適切かどうかの評価や、異常やトラブルの発見につながるたくさんの情報を提供してくれます。

◆ 応用モードの搭載

　人工呼吸器の代表的なモードといえばA/CやSIMV、CPAPですが、最近の人工呼吸器はメーカー各社が趣向を凝らしたモードや機能が搭載されています。特に自動離脱モードは24時間休まずに呼吸状態の変化を細やかに察知し、設定変更や離脱の評価までしてくれる、とても便利な機能です。

2. 汎用型人工呼吸器（ICU、一般病棟）

◆ 幅広い使用環境

　一昔前の人工呼吸器は酸素配管と圧縮空気配管が必須でしたが、汎用型人工呼吸器は違います。本体内部に圧縮空気を作るコンプレッサーを内蔵しているので、酸素配管さえあれば問題なく使うことができます。

◆ 転棟や検査などの搬送

　汎用型人工呼吸器はバッテリー駆動だけでなく、コンプレッサーが内蔵されることで酸素ボンベだけで駆動することができ、転棟や検査などの搬送も可能です。

◆ 酸素療法から挿管管理まで

　最近は非侵襲的な人工呼吸器（NPPV［NIV］機能）だけではなく、ハイフローネーザルカニューラ療法（HFNC）や酸素マスク・酸素カニューラなど、すべての酸素療法をまかなうことができる機種もあります。

3. 搬送用人工呼吸器（救急室、救急車、ドクターヘリなど）

◆ 耐衝撃性能

　搬送用人工呼吸器は衝撃を吸収する構造や防護カバーなどに守られていて、とても丈夫です。中には耐震性や耐衝撃性を証明する米軍規格（MIL STD 810E）に準拠した人

1　人工呼吸器の種類　11

工呼吸器もあります。

◆ 航空運用が可能

　搬送用人工呼吸器の中には、航空機で患者さんを搬送する際に人工呼吸器が電子機器に影響を与えないことを証明する一般航空機用電子機器環境試験方法（RTCA/DO-160）に準拠し、空での運用が可能な機種もあります。

◆ 防水構造

　搬送用人工呼吸器は防水保護等級を取得し、多少の雨でも使用可能な機種もあります。機種によっては生活防水の中で最も高い規格である "IPX4" を取得しているものもあります。

◆ 駆動源の確保

　搬送中に人工呼吸器がバッテリー駆動することは少なくありませんが、バッテリーが切れてしまうと人工呼吸器は停止してしまいます。搬送用人工呼吸器には一般的な商用電源だけでなく、車のシガーソケットで動かすことのできる機種もあります。また、バッテリーの種類も内部バッテリーだけでなく、外部バッテリーや交換が可能なバッテリーパックなど、ありとあらゆる方法で安全な電源確保を行います。

4．在宅用人工呼吸器

◆ 在宅人工呼吸療法への最適化

　在宅で人工呼吸器を使用する際に特に重要なのは、そのサイズと重量です。最近の在宅用人工呼吸器はとてもコンパクトになっています。さらに小さくなったにもかかわらず、コンプレッサーとバッテリーを搭載することで、多少の停電であっても問題なく駆動可能です。

◆ さまざまな解析システム

　在宅用人工呼吸器は、トレンドやイベントログといった人工呼吸器装着中の情報を保持してくれます。この機能により専用のソフトを使うことで日々の経過や呼吸状態、さらには呼吸パターンまで解析することが可能です。ログは長期になれば 1 年分くらいしっかり保存してくれるので安心です。

5．高圧配管型 NPPV（ICU、救急室など）

◆ 安定した酸素濃度供給が可能

　高圧配管型 NPPV には、トリガーシステムやグラフィックモニターなど挿管用の人工呼吸器にも負けないさまざまな機能が追加されていますが、何よりも安定した酸素濃度を供給できるのが一番の特徴になります。

6. 酸素流量計型 NPPV（一般病棟、在宅など）

◆ 在宅用 NPPV への最適化

　酸素流量計型 NPPV は在宅での使用を想定しているため、酸素は酸素流量計を用いて供給します。そのため、酸素濃度は直接設定できず、一回換気量や呼吸回数、マスクの種類やリーク量など、さまざまな因子によって吸入気酸素濃度は変化します。しかし、在宅用人工呼吸器と同様にとてもコンパクトで軽く、バッテリーやコンプレッサーを搭載しているので、車いすなどに搭載して移動も行えます。

第1章 人工呼吸器の種類と構造

人工呼吸器の構成…本体編

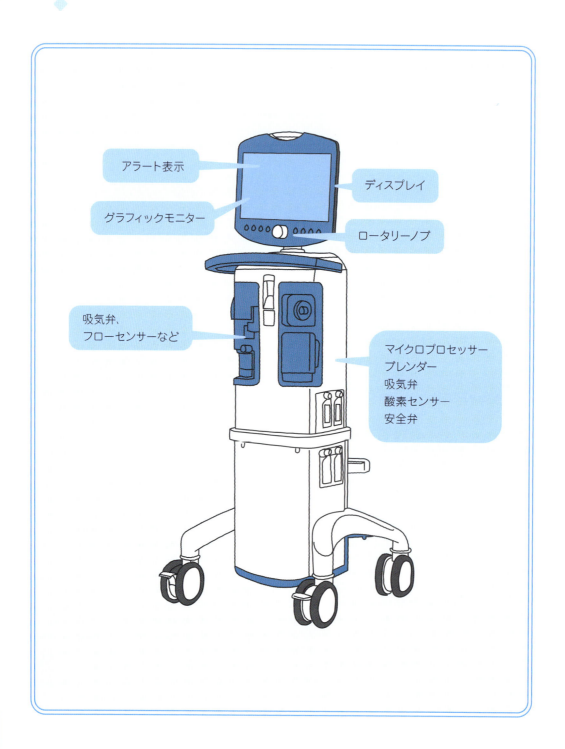

1. ディスプレイ

　ディスプレイには設定値や測定値、ほかにもさまざまな情報が表示されるだけでなく、操作の要になります。

◆ タッチパネル

　多くの人工呼吸器でディスプレイはタッチパネルの採用が増え、画面に表示された項目をタッチすることでさまざまな情報を得ることができるだけでなく、設定変更や表示項目の変更などにも用いられます。

◆ グラフィックモニター

　グラフィックモニターはさまざまな種類の波形を表示することで、数値だけでなく視覚的に呼吸状態を評価することが可能となります。

◆ ロータリーノブ

　タッチパネルが採用されてから多くの人工呼吸器がロータリーノブを併用して操作を行います。ロータリーノブを回して数値を変更し、押し込むか確定キーをタッチすることで確定します。

◆ アラート表示

　旧世代の人工呼吸器は音とアラームランプのみで異常を伝えていましたが、ディスプレイが搭載されるようになってからアラートが日本語で画面上に表示されるようになっています。さらにアラート項目をタッチすることで、その原因から解決方法まで表示してくれるので、トラブル対応方法をその場で確認することができます。

2. 内部構造

◆ ブレンダー

　ブレンダーは酸素と圧縮空気を混合してくれる装置で、設定した酸素濃度となるように混合比を調整して混合ガスを作成します。

◆ マイクロプロセッサー

　マイクロプロセッサーは人工呼吸器の頭脳に相当します。換気量や圧を制御するだけではなく、各種センサーの測定値、電源や酸素濃度などさまざまな情報を処理して、安全に人工呼吸療法を行えるよう働いてくれます。

◆ 酸素センサー

　酸素センサーはブレンダーで作成された混合ガスの酸素濃度が設定通りに混合されていることを常に監視してくれます。混合ガスの測定酸素濃度が設定値から大きくずれていたら、ブレンダーの故障か酸素センサーのドリフト（測定値がずれてしまうこと）のどちらかになります。

◆ 吸気弁と呼気弁

吸気弁と呼気弁は換気をつかさどる装置で、吸気のタイミングには吸気弁を開きつつ呼気弁を閉じ、呼気のタイミングでは吸気弁を閉じつつ呼気弁を開くことで呼気を排出してくれます。さらに最近は常に細かく呼気弁を調整することでファイティングを起こさないよう微調整を行う（→ p.98〜、第 3 章 -10 参照）ことも可能になり、より快適な換気を行えるようになっています。

◆ 安全弁

安全弁は気道内圧が危険水準に達した際に安全弁を開放し圧力を逃がすことで、気道内圧が過度に上昇することを防いでくれる機能です。安全弁が開くと低く漏れるような音が鳴ります。

◆ フローセンサー

フローセンサーは人工呼吸回路内に流れる空気の量を測定して換気量を計測します。呼気弁の後ろに付いているタイプと口元に付いているタイプがあり、口元フローセンサーのほうが鋭敏な反応をしてくれますが死腔換気量が増加します。多くの機種は呼気弁の後ろに付いていますが、一回換気量の少ない新生児〜乳幼児に対して人工呼吸器を装着する場合は口元フローセンサーを使用することが多くなります。

第1章 人工呼吸器の種類と構造

3 人工呼吸器の構成…回路編

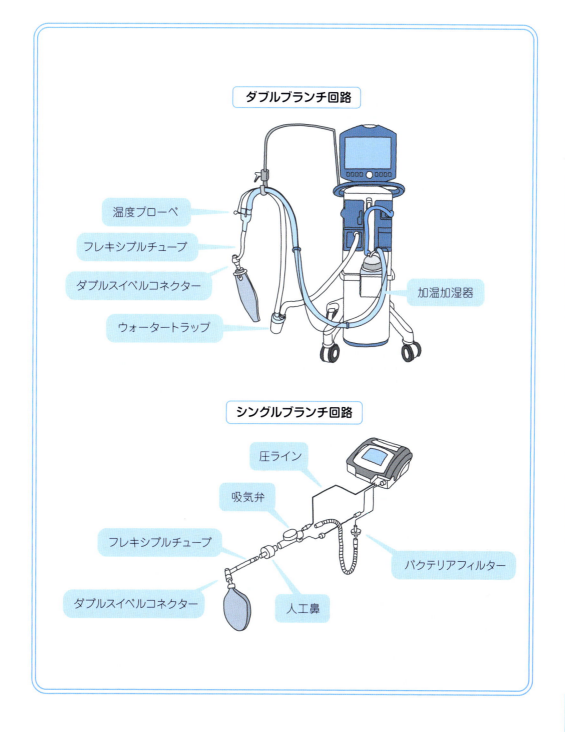

1．ダブルブランチ回路

　ダブルブランチ回路は院内用の人工呼吸器を中心に用いられます。回路は吸気回路と呼気回路の2本に分かれていて、Yピースでつながっています。呼気はフローセンサーと本体内の呼気弁を経由して排出されます。

◆ メリット

<u>呼気換気量測定</u>

　ダブルブランチ回路の最大のメリットは、呼気換気量を測定できることです。多くの人工呼吸器の吸気換気量は計算値であり、実際には測定を行っていません。それに対して呼気換気量は呼気回路を通して戻ってきた実際の換気量となり、より正確な評価を行うことができます。また、吸気換気量と呼気換気量を比較することでリークの発生などを見つけることも可能です。

<u>再呼吸量</u>

　ダブルブランチ回路を採用している人工呼吸器の多くは、回路内に1〜4L/分ほどの定常流を流し続けることで回路内の二酸化炭素をウォッシュアウトし、二酸化炭素の再呼吸量を減少させてくれます。

◆ デメリット

　回路が吸気と呼気の2本になるため重くなります。また、回路の取り回しにも気を使う必要があります。

 ## 2．シングルブランチ回路

　シングルブランチ回路は1本で構成されており、呼気は回路内に装着した呼気弁から排出されます。

◆ メリット

　シングルブランチ回路は1本の回路で構成されており、その構造は非常にシンプルです。特に在宅人工呼吸療法ではシンプルなシングルブランチ回路が好まれます。

◆ デメリット

　シングルブランチ回路は呼気の換気量を測定できないため、表示される換気量はあくまで計算によって求められた値です。

 ## 3．フレキシブルチューブとダブルスイベルコネクター

　フレキシブルチューブは患者さんの口元に付く柔らかいチューブで、患者さんが動いても気管チューブに力がかかりにくいようにしてくれます。

　ダブルスイベルコネクターは2つの回転軸（スイベル）を持ったコネクターで、回

路のねじれを防ぐ役割を果たします。最近は閉鎖式吸引カテーテルと一体化したものが販売されています。

人工呼吸器の回路はフレキシブルチューブとダブルスイベルコネクターの2つを組み合わせることで、ねじれや引っ張りが発生しても回路外れや閉塞を防いでくれます。

4. ウォータートラップ

ウォータートラップは加温加湿器によって発生した回路内の結露を除去する役割を果たします。T字型をしており、下のカップの部分に結露が溜まります。ただし、結露はあくまで重力によって流れるだけなので、ウォータートラップを回路の一番低い位置に来るように設置する必要があります。

多くのウォータートラップはカップを外すと弁が閉じて空気が漏れないようにできているので、溜まった結露を破棄する際は慌てなくても大丈夫です。

ただし、カップを装着する際に斜めに装着すると弁が開いてしまい、カップの隙間からリークが発生することがあります。特にディスポーザブルのウォータートラップは一度斜めに装着すると変形してしまい、正しく装着し直してもリークが改善しなくなることもあり、その場合は回路交換を行う必要があります。

ウォータートラップは回路の中間地点に装着します。ただし、ヒーターワイヤーが入っている側の回路には不要です。

5. バクテリアフィルター

バクテリアフィルターは、細菌やウイルスの侵入、放出を防ぐために装着します。人工呼吸器によって吸気側、呼気側もしくはその両方に装着します。その除去効果はメーカーや種類によって多少の差はありますが、おおよそ99.99〜99.999％の除去効率を持つのが一般的です。

◆ 吸気側

主にコンプレッサー内蔵の人工呼吸器で装着します。コンプレッサーは外気を取り込んで圧縮空気を作るため、外気からのウイルスの侵入を防ぐことを目的に装着します。ただし、機種によっては本体内にHEPAフィルター（超高性能フィルター）を内蔵している機種もあるため、必要に応じて装着します。

◆ 呼気側

主に患者さんの呼気中に含まれる細菌またはウイルスの飛散や、人工呼吸器の汚染を防ぐ目的で装着します。しかし、人工呼吸器の機種によっては呼気側へのバクテリアフィルター装着が推奨されていなかったり、ネブライザー薬液によって目詰まりするため装着しないこともあります。

◆ バクテリアフィルターの種類

機械式

　非常に目の細かい濾紙を折りたたんだ構造で細菌やウイルスを直接ブロックします。結露してもフィルター効果が維持されやすいのがメリットですが、構造上とても重くなります。

静電気式

　静電気の力で細菌やウイルスを吸着して除去します。機械式と比べて小さく軽いのがメリットですが、結露に非常に弱く、フィルターが濡れるとフィルターの除去効果がなくなるため交換が必要となります。

第1章 人工呼吸器の種類と構造

4 加温加湿の目的

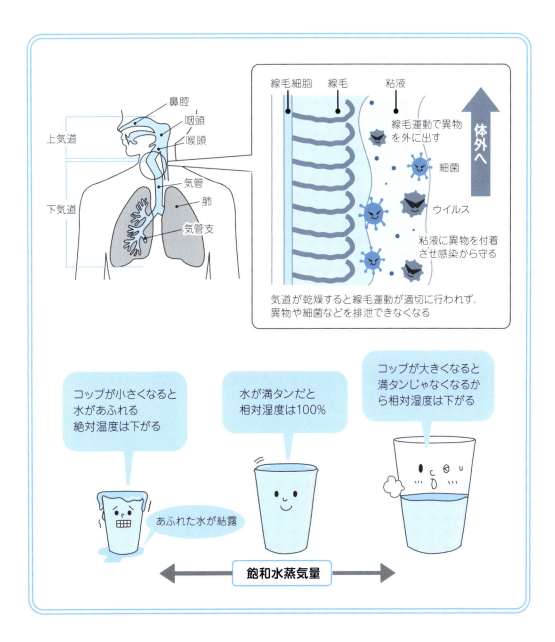

1. 自然呼吸と加温加湿

私たちがほこりや細菌やウイルスがいる外気を吸っても大丈夫なのは、鼻咽頭から呼

吸細気管支にかけて存在する粘膜線毛運動機構による浄化機能があるからです。粘膜線毛運動機構は吸気とともに入ってきた異物を線毛のゲル層でとらえて、線毛運動によって咽頭まで押し上げて、体外へ排泄する手伝いをしてくれます。この一連の機構を維持するには、線毛に十分な水分が必要となります。そのために、私たちは外気を吸入する際に体の中の加温加湿器である鼻咽頭粘膜を使って、吸入した空気の加温加湿を行います。鼻咽頭粘膜による加温加湿は非常に優秀で、気管分岐部あたりではすでに深部体温である 37℃まで加温され、水蒸気で飽和した状態となっています[1]。

　呼気時に呼気ガスは気管支、鼻咽頭と通過しながら少しずつ温度が下がることで鼻咽頭に結露を発生させ呼出されていきます。この際に出ていく水分が呼吸による不感蒸泄になります。鼻咽頭に残った水分は次の吸気の際にまた加湿に利用されます。

◆ 2. 人工呼吸器と加温加湿

　普段、私たちが何気なく吸っている大気には水分が含まれていますが、医療施設で使用される医療用酸素や圧縮空気は配管内の結露や水分を媒介とした細菌の増殖を防ぐためにほぼ水分を含んでおらず、湿度0%の非常に乾燥した空気として送られてきます。

　また、乾燥した空気であっても鼻咽頭を通過すれば加温加湿が行われますが、気管挿管チューブや気管切開チューブを挿入している状態ではこの鼻咽頭を経由することなく気管内に直接送気するため、肺内の水分が奪われることになります。これにより、粘膜線毛運動機構が破綻し機能を果たすことができず、生体のバリア機構が維持できなくなってしまいます。

　そのため、人工呼吸器を装着する際には、必ず加温加湿器を装着して送気ガスに水分を含ませる必要があります。

◆ 3. 湿度管理

◆ 飽和水蒸気量（mg/L）
　飽和水蒸気量とは、空気中に溶解できる水蒸気の最大量を表します。飽和水蒸気量は温度によって決まっており、温度変化によって増減します。飽和水蒸気量は温度が上昇するほど多く、低下するほど少なくなります。図に例えるとコップの大きさになります。

◆ 絶対湿度（mg/L）
　絶対湿度とは、空気中に溶解している水蒸気の量を表します。絶対湿度の上限は飽和水蒸気量になり絶対湿度が飽和水蒸気量を超えると、水蒸気はそれ以上空気に溶解できないため結露となります。図に例えるとコップに入っている水の量になります。

◆ 相対湿度（%）
　相対湿度とは、飽和水蒸気量に対して絶対湿度が何%かを表します。よく天気予報な

どで示されている湿度は相対湿度のことです。

　コップに例えると、200mL（飽和水蒸気量）入るコップに100mL（絶対湿度）水が入っていれば最大容量の50％なので相対湿度50％に、180mL（絶対湿度）入っていれば相対湿度は90％になります。

◆ 4．温度と湿度の関係

　飽和水蒸気量は温度によって変化します。温度が上昇すると飽和水蒸気量は増加し、低下すると飽和水蒸気量は減少します（表）。しかし、空気に溶けている絶対湿度は変わりません。そのため、温度が変わると相対湿度も変化します。相対湿度は温度が上がると低下し温度が低下すると上昇します。

　人間の体内はおおよそ37℃です。つまり、どのような空気が送られてきても飽和水蒸気量は44mg/Lに固定となります。結果として、いくら相対湿度が100％であっても冷えた空気では飽和水蒸気量が低いため溶解できる水分の量も少なくなり、体内で温められたときに加湿不足となります。

　人工呼吸管理中の加温加湿で最も重要なのは、相対湿度を100％にすることではなく、送気ガスの絶対湿度を44mg/Lに保つことになります。

表　温度変化に伴う飽和水蒸気量

温度	30℃	31℃	32℃	33℃	34℃	35℃	36℃	37℃
飽和水蒸気量	30mg/L	32mg/L	34mg/L	36mg/L	38mg/L	40mg/L	42mg/L	44mg/L

❓ 👉 ココが知りたい！

Q. 結露の起きやすい部屋とそうでない部屋がある気がします！

A. 結露には外気温による影響が大いに関係するので室内環境は重要です。

　結露は人工呼吸器の外回路が外気温で冷やされることで発生します。そのため、①冷房の送風が当たりやすい、②窓際で冷えやすい、といった条件に該当する部屋やベッドでは結露が発生しやすくなります。冷房の送風が当たりにくい場所や、窓から離れた場所に人工呼吸器を移動するだけで大きく改善することもあるので工夫してみてください。

📖 引用・参考文献

1）磨田裕．加温加湿と気道管理：人工気道での加温加湿をめぐる諸問題．人工呼吸．27（1），57-63．

第1章 人工呼吸器の種類と構造

5 加温加湿器のしくみ

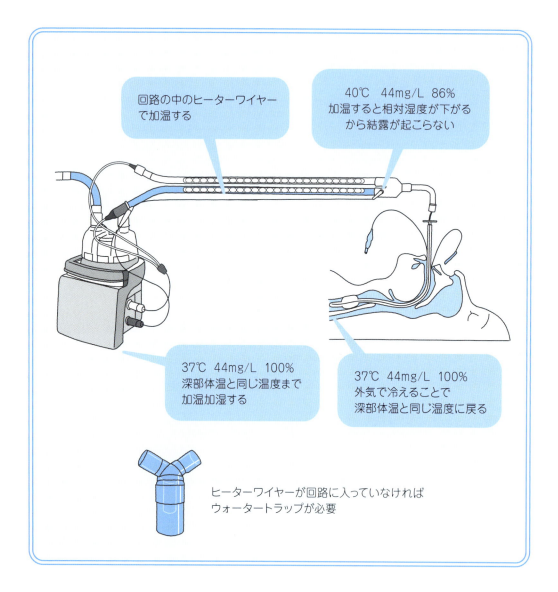

　加温加湿を行うにはいろんな方法がありますが、現在最も一般的な方法はパスオーバー型と呼ばれる方法で、加湿チャンバーに滅菌蒸留水を入れ、ヒータープレートを温めることで、加湿チャンバー内を通過する送気ガスを加温加湿します。

1．加湿チャンバー

　加湿チャンバーは水を入れる容器で下部が金属製のプレートになっており、溜めた水を加温加湿器のヒーターで温める役割をしてくれます。送気ガスは加湿チャンバーの内部を通過する際に加温加湿されて患者さんに供給されます。

ココが知りたい！

Q．加温加湿チャンバーの水が自動給水なのに Max の目盛りまで溜まらないのは故障ですか？

A．加湿チャンバー内に数 mm ほど溜まっていたら正常です。
　　加湿チャンバーの水が多いと、温めるのにも冷やすのにも時間がかかってしまいます。逆に水の量が少ないと素早く温度調整が可能になるため、あえて水の量を少なくしているだけなので大丈夫です。

 2．温度プローベ

　温度プローベは回路内の温度を測定してくれるセンサーで、加湿チャンバー出口と患者口元の 2 カ所で温度を測定します。加温加湿器本体は温度プローベで測定された温度を元にヒータープレートとヒーターワイヤーの温度を調整します。

 3．ヒーターワイヤーの役割と種類

　加温加湿器で加温加湿された空気はたくさんの水蒸気を含んでいますが、回路内を通過する際に、外気によって冷やされることで結露となってしまい、せっかくの水蒸気を失ってしまいます。ヒーターワイヤーは人工呼吸回路を内側から加温することで、回路内の温度と湿度の低下を防いでくれます。

◆ ヒーターワイヤーなし回路

　回路にヒーターワイヤーが入っていないと外気による温度低下が著しく、それに伴い吸気回路内に多量の結露が発生し、絶対湿度が非常に低くなります。つまり、人工呼吸管理を行うのに適した加温加湿は困難です。現在、ヒーターワイヤーなし回路は NPPV などでの使用が中心となっています。

　吸気回路と呼気回路の両方にひとつずつウォータートラップがあり、回路内の結露をウォータートラップから廃棄します。

◆ シングルヒート回路

　シングルヒート回路は、吸気回路のみにヒーターワイヤーが通った回路です。送気ガ

スは加湿チャンバーを通過して37℃・絶対湿度44mg/L・相対湿度100%まで加温加湿され、さらにヒーターワイヤーによって40℃前後・絶対湿度44mg/L・相対湿度86%に加温した状態で送られます。その後、エクステンションチューブや気管チューブを経由することで−3℃ほど冷やされて、送気ガスの温度は深部体温に等しい37℃となり、絶対湿度44mg/L・相対湿度100%の送気ガスとして患者さんに送られます。

　患者さんから吐き出される呼気ガスは呼気回路を通る際に外気によって冷やされ、回路内に結露として付着するため、ウォータートラップに溜めて定期的に廃棄する必要があります。

◆ **デュアルヒート回路**

　デュアルヒート回路は、吸気回路だけではなく呼気回路にもヒーターワイヤーが入った回路です。吸気回路における働きはシングルヒート回路と同じですが、呼気回路内のヒーターワイヤーも同様に呼気回路内の結露を防ぎます。そのため、デュアルヒート回路にはウォータートラップが不要となります。また、回路内の結露を吸収し、さらに回路外へ蒸散してくれる素材でできた回路（Evaqua 2™）は回路内結露の発生頻度を下げてくれます。

？ ココが知りたい！

Q. ヒーターワイヤー入り回路の吸気側の結露はどうしたらいいの？

A. ウォータートラップのない吸気側の結露は加湿チャンバーに戻しましょう。
　一見すると汚いようですが、水蒸気は分子量が小さいので細菌やウイルスを運ぶことはなく、加湿チャンバーに戻しても感染源にはならないので大丈夫です。ただし、気道分泌物などが加湿チャンバーに流れ込んでしまった場合には、動作不良の原因ともなるため回路交換を行いましょう。

6 人工鼻（HME）

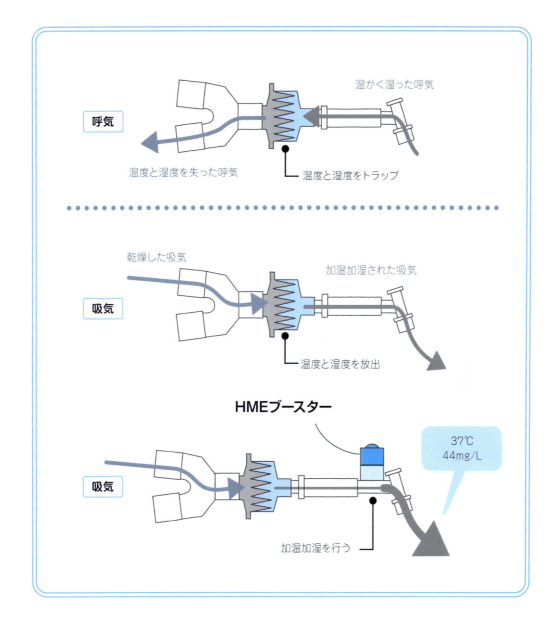

　人工鼻（HME）は加温加湿装置の一種ですが、前項の加温加湿器のように能動的に加温加湿するのではありません。人工鼻内に密閉された繊維・紙・スポンジなどで患者さんの呼気中に含まれる熱と水蒸気をトラップして、次の吸気の際にトラップした熱と

水蒸気を再利用します。加温加湿器とは異なるメリット、デメリットがあるので、状況に合わせて使い分けることが重要です。

◆ 1. メリット

　人工鼻は加温加湿器と違い、回路にウォータートラップや加湿チャンバーも不要で、回路構成はとても単純です。また、蒸留水の交換やウォータートラップに溜まった結露の廃棄といった作業も不要になります。

　人工鼻にはバクテリアフィルター内蔵のタイプ（HME-F）も販売されており、これならば吸気側や呼気側にバクテリアフィルターは必要ありません。

　コスト面においても、人工鼻本体は一個数百円と安くはありませんが、人工鼻に用いる回路はウォータートラップや加湿チャンバーが必要ないため非常に安価になります。また、加温加湿器では使用する注射用蒸留水も1日に数百円かかることを考えれば、1日あたりのランニングコストも安く済ませることができます。きちんと計算してみると、加温加湿器回路と比較して人工呼吸回路にかかるランニングコストが下がることもあります。

? 👉 ココが知りたい！

Q. 人工鼻の方が感染リスクは低いですよね？

A. 加温加湿装置の違いによって人工呼吸器関連肺炎の発生率に影響が出るという見方は現在否定的です。
　バクテリアフィルターが入っているため人工鼻のほうが感染リスクは低そうな印象ですが、現在の研究では人工鼻による人工呼吸器関連肺炎（VAP）発症率の軽減効果は不明確だそうです[1]。

◆ 2. デメリット

　人工鼻は加温加湿を行ってくれはしますが、あくまで呼気中の水分を再吸収するだけなので、最適な加湿を行うことは困難です。特に装着期間が長くなると、やはり加湿不足[2]が顕著になるため長期使用にはあまり向きません。

　また、構造上の問題として、気道分泌物や結露、薬剤の付着にも弱く、目詰まりする可能性があるため、気道分泌物や多量の結露が付着した場合は交換が必要となります。ネブライザーと併用する際は人工鼻を一時的に外す必要もあり、手間がかかるだけでなく装着忘れといったインシデントの原因ともなります。

　さらに、人工鼻を使用する際に最も注意しなければならない問題は死腔換気量の増加

です。人工鼻の容積はその大きさによって異なりますが、10〜90mL ほどの死腔量となります。死腔換気量の増加は二酸化炭素の再呼吸につながるため[3]、特に一回換気量の少ない小児に使用する際は、設定換気量が人工鼻ごとに決められた必要最低換気量を上回っていることを確認しましょう。

3. HME ブースター

　HME ブースターは人工鼻専用の加温加湿器です。本来、人工鼻と加温加湿器の併用は、加温加湿器から送られた水蒸気が人工鼻でブロックされるだけでなく、その結露によって人工鼻が目詰まりを起こすため禁忌となっています。HME ブースターは、人工鼻と患者さんの間に専用の加温加湿器を挟み込むことで、上記の問題をクリアしながら人工鼻で不足しがちな湿度を高めてくれる商品です。

◆ 構造

　専用のブースターキットを人工鼻と患者さんの間に挟み込みます。ブースターキットは水蒸気のみを通す膜（メンブレン）が装着されており、加温器であるトランスフォーマーを熱することで気化した水蒸気が送られます。従来の加温加湿器とは違い、温度低下によって結露するわずかな水分量のみを補充するため、蒸留水の使用量も 3mL/h と少量で済みます。また、人工鼻では行えない加温を行ってくれるため飽和水蒸気量も増加し、加温加湿性能を大きく向上させてくれます。

◆ 注意点

　トランスフォーマーはおよそ 120℃まで加温されるため、直接触ると熱傷の原因となります。また、トランスフォーマーを挿入するブースターキットは断熱構造になっていますが、長時間皮膚に接触すると低温熱傷の原因となるため、装着する場合は患者さんとの位置関係に注意が必要です。

📖 引用・参考文献

1) Auxiliadora-Martins, M. et al. Effect of heat and moisture exchangers on the prevention of ventilator-associated pneumonia in critically ill patients. Braz J Med Biol Res. 45 (12), 2012, 1295-300.
2) Davis, K. et al. Prolonged use of heat and moisture exchangers does not affect device efficiency or frequency rate of nosocomial pneumonia. Crit Care Med. 28, 2000, 1412-8.
3) 磨田裕. 集中治療室における人工鼻使用の諸問題. 日集中医誌. 13, 2006, 111-3.

第1章 人工呼吸器の種類と構造

7 ネブライザー療法

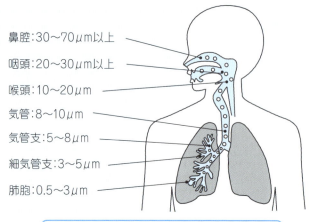

エアロゾルの粒子サイズによる到達部位

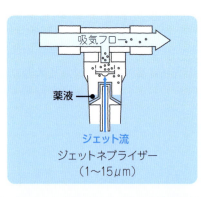

ジェットネブライザー
（1〜15μm）

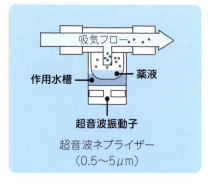

超音波ネブライザー
（0.5〜5μm）

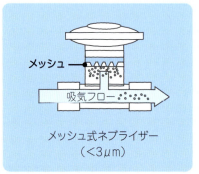

メッシュ式ネブライザー
（<3μm）

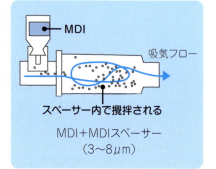

MDI＋MDIスペーサー
（3〜8μm）

1. ネブライザーの目的

　ネブライザーは薬液をエアロゾル（霧）化し吸入するための装置で、人工呼吸管理中に吸入療法を行うために必要な装置です。大きく4種類に分類され、それぞれ特徴があります。

　ネブライザーで作られるエアロゾルは、加温加湿器で作られる水蒸気と比べて非常に大きい粒子となります。そのため水蒸気とは異なりウイルスや細菌を運搬してしまうため、感染源となりうることに注意が必要です。同じ患者さんに使用する場合であっても、一回使用するたびに洗浄と乾燥を行う必要があります。

2. エアロゾルの粒子サイズと沈着部位

　エアロゾルはその粒子サイズによって沈着する部位が異なります。粒子サイズが大きいほど口元に留まりやすく、小さいほど末梢へと到達しやすくなります[1]。特に人工呼吸療法で用いられる気管支拡張薬やステロイドの吸入は中枢よりも末梢が対象となるため、3～5μmの粒子サイズが理想的です[2]。

3. ジェットネブライザー

　ジェットネブライザーは毛細管現象（ベルヌーイ効果）とジェット気流を使って薬剤をエアロゾル化します。ジェットネブライザーで作られる粒子は1～15μmとサイズが不均一かつ大きいため、そのほとんどが上気道に沈着し、薬剤の肺胞到達率が最も低くなります。

4. 超音波ネブライザー

　超音波ネブライザーは薬剤カップの下にある振動子と呼ばれる板を振動させ、その振動によって薬剤をエアロゾル化します。超音波ネブライザーで作られる粒子は0.5～5μmと非常に小さく均一です。しかし、振動やそれに伴い発生する熱で薬理活性が失われる薬剤もあるため、使用する際は投与したい薬剤が超音波ネブライザーで使用可能かどうか確認する必要があります。

5. メッシュ式ネブライザー

　メッシュ式ネブライザーはエアゾールジェネレーターと呼ばれる小さな穴の空いた振動子を振動させて、その穴から薬剤をエアロゾル化して噴霧します。粒子サイズは3μ m未満で、高い吸入効率を持ちながら振動による発熱も起こらないため、薬理活性が失われることもありません。安定した吸入効率から人工呼吸管理中の吸入療法に用いられます。

 6．MDIスペーサー

　MDIとは<u>定量噴霧吸入器</u>とも呼ばれ、小さなスプレー缶のような構造をしており、ボタンを押すことで一定量の薬剤を噴霧する装置です。MDIに封入された薬剤の粒子サイズは3～8μmと細気管支から気管支領域に沈着しやすいサイズです。

　MDIスペーサーはMDIを人工呼吸回路内に装着するためのアダプターで、<u>薬剤と吸気ガスを撹拌することで効率良く運搬されやすくしてくれます</u>。安定した薬剤投与が可能となるため、人工呼吸管理中の吸入療法に用いられることも多いです。

ココが知りたい！

Q．ネブライザーで加湿はどの程度できますか？

A．**人工呼吸管理中であれば、加湿目的の使用はお勧めできません。**
　加湿の目的は絶対湿度を上げることですが、ネブライザーは加温ができず、その効果は証明されていません。むしろネブライザーで作られる水の粒子は非常に粒が大きく、ウイルスや細菌を運搬してしまうことから人工呼吸器関連肺炎（VAP）の原因となるため推奨されていません。

引用・参考文献
1) 境田康三 ほか．人工呼吸中の吸入療法：エアゾール療法．救急医学．22，1998，1195-98．
2) 玉置淳．吸入療法のABC．日呼ケアリハ学誌．25（1），2015，47-52．

第1章 人工呼吸器の種類と構造

8 人工呼吸器の駆動源

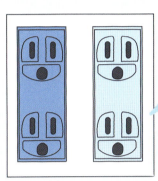

医療機器をつなぐときは赤か緑を選ぶ

ピンの位置と数が違う

ピンインデックス方式

ここの径が違う

シュレーダー方式

	酸素	圧縮空気	二酸化炭素	笑気
医療用配管	緑	黄色	オレンジ	青
高圧ガス容器	黒	灰色		灰色

注意が必要
高圧ガス容器の識別色の違い

1．非常電源の種類と特徴

　人工呼吸器を含む医療機器を使用する際に、停電などで電気の供給が停止すると生命に直結するため非常に危険です。そのため医療施設では停電時に速やかな切り替えと復帰までの時間、電源供給が行えるように蓄電池（無停電装置）や発電機が準備されています。壁面コンセントは一見すると同じように見えますが、それぞれ起動時間や連続稼働時間などが異なります。

　すべてのコンセントは普段は電力会社から送られてくる電気（商用電源）を使用しますが、停電になると自動的に非常電源へ切り替わり、停電から復旧すると再び商用電源に切り替わります。

◆ **一般非常電源（赤色）**

　一般非常電源は 40 秒以内に起動し、連続稼働時間は 10 時間以上と長時間使用することができます。主な用途は照明や重要な ME 機器です。

◆ **特別非常電源（赤色）**

　特別非常電源は 10 秒以内に起動し、連続稼働時間は 10 時間以上と長時間の使用が可能です。主な用途は生命維持装置などが対象になります。人工呼吸器は特別非常電源以上の電源に接続します。

◆ **瞬時特別非常電源・無停電電源（緑色もしくは赤色）**

　瞬時特別非常電源は 0.5 秒以内に起動しますが、連続稼働時間は 10 分以上とあまり長時間の使用はできません。ただし一般非常電源や特別非常電源と連結されており、これらが起動するまでのつなぎの役割をしてくれます。主な用途は手術灯など、一瞬でも電源が切れると困る機器類です。

◆ **商用電源（白色）**

　電力会社から供給される電源で、停電に対する対応は一切行われていません。施設が停電になると電気の供給は行われず、停電が復旧するまでそのままとなります。電気カミソリやテレビ、ラジオなど、医療機器以外のものを接続します。

ココが知りたい！

Q. とりあえず何でも赤いコンセントにつないでおいたら大丈夫ですよね？

A. 電力が不足することもあるので非常電源につなぐのは医療機器だけにしましょう。
　　発電機や蓄電池の容量には限界があり、必要以上の電力を使用すると発電が追いつかなかったり、蓄電池を使い果たしてしまったりすることがあります。機器の用途に合わせて選択しましょう。

◆ バッテリー

　最近の人工呼吸器の多くはバッテリーを搭載するのが一般的になっています。高規格型人工呼吸器は10分程度、汎用型や搬送用人工呼吸器であれば数時間駆動できるようになっています。

2. 駆動ガスの種類

◆ 医療用ガス配管

ピンインデックス方式
　ピン方式は医療用ガスの種類を2～3本のピンで識別する方式です。

シュレーダー方式
　シュレーダー方式は医療用ガスの種類を接続部の径で識別する方式です。

◆ 高圧ガス容器（ガスボンベ）

ヨーク式
　ヨーク式は高圧ガス容器との接続方法をピンで識別する方法です。ただし医療用ガス配管のピン方式とは全く違うもので互換性は一切ありません。

おねじ式
　おねじ式は高圧ガス容器との接続方法をネジの径で識別する方法です。医療用の高圧ガス容器はガスの種類によって径が違いますが、工業用ではネジの径が同じものもあるため注意が必要です。

◆ 残圧からのボンベ残量の計算

　酸素ボンベの残量は、その残圧から計算で求めることができます。人工呼吸器の搬送に用いる場合は、30分以上かつ、往復時間の倍以上の残量がある酸素ボンベを必ず使用します。また人工呼吸器は最低駆動圧があり、ボンベが空にならなくても動かなくなることもあるため注意が必要です。

　酸素ボンベの残量計算方法は、以下のとおりです。
　　圧力計の単位がMpaの場合…　　3.4 ×ボンベ残圧× 10 ＝残量（L）
　　圧力計の単位がkgf/cm² の場合…　3.4 ×ボンベ残圧＝残量（L）

◆ 医療用ガス配管と高圧ガス容器の色による識別と注意点

　医療用ガス配管と高圧ガス容器は管理している機関が異なるため、ガスの種類に対する指定色が異なります。過去には色が原因と考えられる医療事故も発生しているため、注意が必要です。

◆ コンプレッサー

　コンプレッサーは外気を取り込んで圧縮空気を作る装置で、コンプレッサーが搭載されていない人工呼吸器を圧縮空気配管のない病室で運用する際に使用します。一般病棟で使用することの多い汎用型人工呼吸器は、内部に搭載されることが多くなっています。

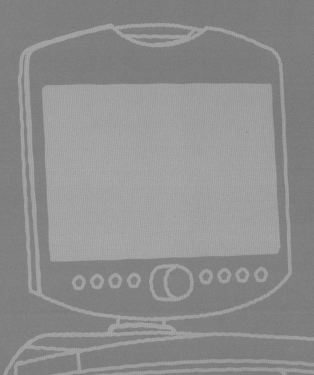

第 **2** 章

人工呼吸器の
準備から
片づけまで

第2章 人工呼吸器の準備から片づけまで

1 人工呼吸器の準備

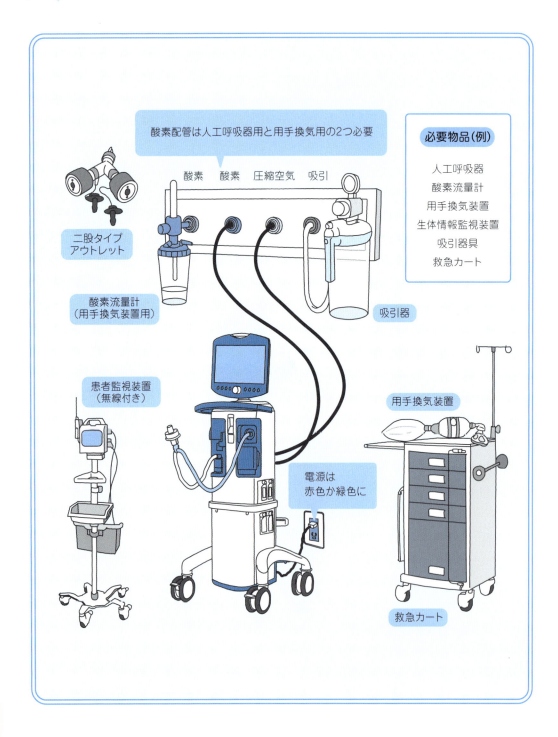

1. 人工呼吸療法を実施する環境づくり

　重症呼吸不全の患者さんに対して人工呼吸器を使用する部署には、看護師などによって患者さんの生体情報（バイタルサイン）を連続的に観察できる環境が必要です。また、急変時にはすぐに対応できるよう、ICU やそれに準じたベッド間隔と床面積を持った病室が理想です。

　人工呼吸器は生命維持管理装置であり、停止すると生命活動に影響を及ぼすため、無停電電源や瞬時特別非常電源のような常に電源供給が行える設備や、送電停止時であっても圧縮空気や酸素を供給できる環境が必要となります。

　一般病棟で安定期の慢性呼吸不全や終末期の人工呼吸療法を実施する際も同様に、患者監視装置によってナースステーションで人工呼吸器のアラームや生体情報をモニタリングできることが求められ、緊急時の対応（救急カートの設置場所や急変時の連絡体制）などを事前に決めておくことが重要です。最近の人工呼吸器はナースコールとの連動が可能な機種もあり、アラーム発生時にナースコールを自動で鳴らすことで、より安全性を高めることができます。

 2. 人工呼吸器とその他の物品の準備

　人工呼吸療法を実施するには人工呼吸器本体だけではなく、その他の物品も準備する必要があります。

　①人工呼吸器：事前に使用前点検を済ませておくこと
　②用手換気装置：リザーバー付きバッグバルブマスク、もしくはジャクソンリース回路
　③酸素流量計：用手換気装置用
　④生体情報監視装置：心電図、血圧、パルスオキシメーター、呼吸数、EtCO$_2$ モニターなど
　⑤気管内、口腔内吸引器具一式：吸引カテーテル、吸引器、水など
　⑥感染防護対策：手袋、マスク、アイシールド、エプロンなど
　⑦救急カート：ただし、院内・病棟のルールに準じた場所

 3. 人工呼吸器の設置

　人工呼吸器を駆動させるためには、駆動源である、電気および医用ガスが必要となります。

◆電源

　電源を接続する際は、必ず無停電電源（緑もしくは赤色）または瞬時特別非常電源

（赤色）を選びます。また、人工呼吸器の電源は 3P 電源プラグになっています。この 3P 電源プラグは人工呼吸器の故障による漏電を防ぐ役割を果たしているので、一般病棟などで環境的に 2P 電源プラグしか使用できない場合は、3P－2P 変換プラグについているアース線（緑色）を壁面のアースにつなぐ必要があります。壁面にアース端子がない場合は、人工呼吸器を駆動させる環境ではないため病室の改修が必要になります。

◆ **医療用ガス**

　医療用ガスは酸素配管（緑色）と圧縮空気配管（黄色）が必要になります。ICU には圧縮空気配管が必ず設置されていますが、一般病棟では整備されていない施設も少なくありません。その場合は圧縮空気を作るためにコンプレッサーを準備する必要があります。コンプレッサーは外気を取り込んで圧縮空気を作るため、外気吸入口にカーテンなどがかかると事故の原因となります。設置場所には注意が必要です。ただし、コンプレッサーが内蔵されている人工呼吸器であれば、圧縮空気配管や外付けのコンプレッサーは不要です。

　酸素配管は、①人工呼吸器と②用手換気装置で用いるため 2 つ必要となります。酸素配管がひとつしかない場合は、分配装置を用いて人工呼吸器と用手換気装置のどちらも使用できるようにします。

 4．人工呼吸器の起動

　人工呼吸器には多くの場合、主電源とスタンバイキーがそれぞれあります。主電源は本体を起動させるためのスイッチで、スタンバイキーは設定をそのまま維持した状態で一時停止するための機能です。

　現在の人工呼吸器は電源を入れるとセルフテストを行ってくれます。セルフテストが終了し起動完了すると、患者さんの条件を入れる画面が立ち上がります。多くの場合、体重を入力することでおおよその設定やアラームなどを自動で調整してくれます。例えば Puritan Bennett™ 980（PB 980：コヴィディエン ジャパン）では性別と身長を入力することで、人工呼吸器が理想体重から、無難な初期設定を計算してくれます。また、「同患者」キーをタッチすると前回の条件を記憶してくれているので使用前点検時に安全な設定を決めておけばすぐに装着することも可能です。すべての初期設定を行い、スタートキーをタッチしてから患者さんに接続するか、もしくは確認キーをタッチすることで人工呼吸器による換気が開始されます。

第2章 人工呼吸器の準備から片づけまで

2 人工呼吸療法中の操作

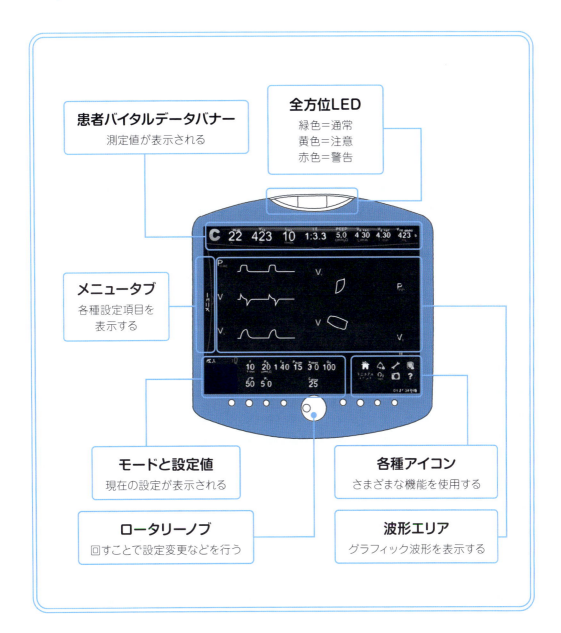

◆ 1. 人工呼吸器の操作方法

現在の多くの人工呼吸器はタッチパネルとロータリーノブ、ソフトキーによって操作、

設定を行います。最近は特に直感的に操作できるよう、スマートフォンなどでおなじみのフリックやスワイプ、ダブルタップなどにも対応する機種も増え、使いやすさに工夫がなされています。

2．設定値、測定値の確認

現在の設定値は画面下部に、測定値は画面上部の「患者バイタルデータバナー」（以下、バナー）に表示されています。バナーはスワイプ（画面を指先でなぞる）で表示項目をスライドさせて変更することができます。一度にたくさんの項目を見たい場合は、バナーの中心のタブをタッチするとバナーが大きくなります。

3．設定変更の方法

設定変更を行う場合はタッチパネルの設定項目をタッチします。画面の中央に設定エリアが現れ、現在の人工呼吸器の設定が表示されるので、変更したい項目をタッチし、ロータリーノブを回して設定値を変更します。PB 980 に限らず、ほとんどの人工呼吸器は設定を変更しただけでは確定されず、確認キーをタッチするか、ロータリーノブを押し込むことで初めて設定変更が確定されるようになっています。

4．アラーム発生時

本体上部にある全方位 LED は正常動作時には緑色で点灯していますが、アラームが発生すると赤色や黄色に点滅します。さらに以下のように音声アラームとの組み合せによってその緊急度を示してくれます。また、画面右上にアラームバナーが表示され、発生しているアラームとその内容、対応方法が表示されます。

①緊急度 低：黄色の LED ＋音声アラーム 2 回
②緊急度 中：黄色の LED ＋音声アラーム 3 連続の繰り返し
③緊急度 高：赤色の LED ＋音声アラーム 5 連続×2 回の繰り返し（60 秒経過でアラーム音量が最大に）
④緊急度 緊急：赤色の LED ＋連続アラームが 120 秒以上継続して鳴り続ける

アラームが発生した場合は、アラームバナーの内容を確認して対応方法を参考に原因の解決を図ります。原因が解決されると LED は中央が緑色、両端が発生したアラームに応じた色で点灯します。この状態でアラームリセットキーを押すことで、LED が緑色の点灯に戻ります。

5. 人工呼吸器装着後の履歴確認

　PB 980 は画面右下のログアイコンをタッチすると、アラームや設定、患者データのログ（履歴一覧）を見ることが可能になります。アラームは 1,000 件、設定変更は 500 件残るため、アラーム内容を改めて確認したい場合や設定変更の履歴などを年月日時分まで確認できます。

　また、トレンドデータは 72 時間まで保存されており、各種測定値を長時間波形で見ることで呼吸状態の変化の観察、カーソルを合わせることで過去の換気量や呼吸数などを改めて確認することもできます。さらにトレンドグラフの下にはイベントマーカーが表示されており、マーカーにカーソルを合わせることで発生したイベントの内容も確認できます。

6. ポーズ機能とスクリーンショット機能

　人工呼吸器をチェックしている際に何か異常があったら、すぐにポーズキーを押すことで 1 分間さかのぼってグラフィックモニター（p.106～、第 4 章 -1 参照）を見ることができます。この際にカーソルを動かすとカーソル上の気道内圧や換気量、EtCO$_2$ の値なども見ることができます。特に突発的なトラブルが発生した場合にポーズ機能を押せば、落ち着いてから見直すことも可能になります。

　スクリーンショットキーは押すことで画面をそのままスクリーンショット（画面の写真）として保存し、USB からフラッシュメモリに接続することで外部メディアに保存することが可能です。スクリーンショットはすべての画面で撮影可能で、グラフィックモニター波形や現在の設定、アラーム履歴などいろいろなものを撮影・保存することで操作マニュアルの作成や確認などにも活用できます。

　トラブル波形を見つけたらポーズ機能で見直し、必要に応じてスクリーンショットを保存するというように、2 つの機能を組み合わせることでトラブル発生時の原因究明だけでなく、教育や研究など幅広く活用できます。

7. Respiratory Mechanics（RM）機能

　Respiratory Mechanics 機能（以下、RM）は人工呼吸器を用いて呼吸機能検査を行い、客観的に評価するためのツールです。測定できる項目も多彩で、静的肺コンプライアンスや肺活量、P$_{0.1}$ や NIF など多数の項目を測定可能です。

　操作方法は測定したい各種項目を表示し、指示に従って操作するだけです。詳細な操作方法はヘルプキーをタッチすることで表示してくれるなど、配慮もなされています。

第2章 人工呼吸器の準備から片づけまで

3 人工呼吸器のスタンバイモード、終了、片づけ

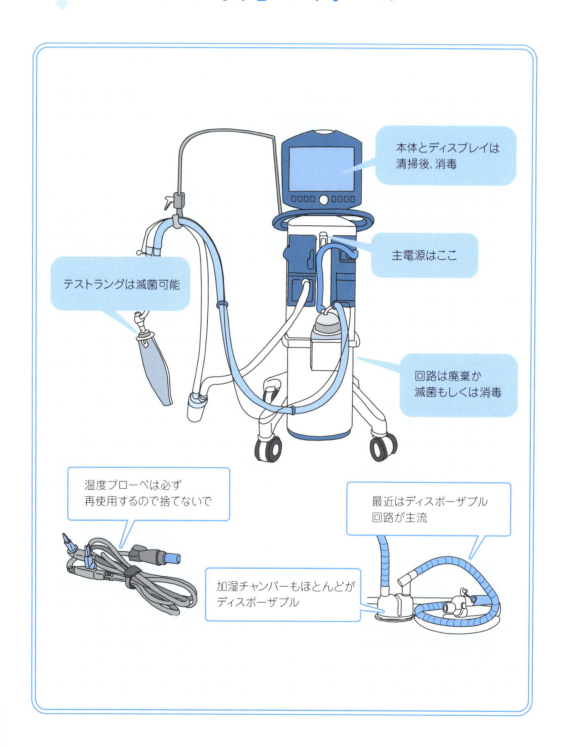

1. スタンバイモード

　検査や手術などで、一時的に患者さんから人工呼吸器を外したいときに便利な機能がスタンバイモードです。スタンバイモードは主電源を落とした場合とは違い、すべての情報（設定値や測定値、トレンドやログなど）を保持した状態で一時停止してくれます。また、多くの機種でスタンバイモード中は警告灯がついた状態でアラームが鳴らないようになっており、装着忘れの状態でアラームリセットを行うと換気を再開してくれることで事故のリスクを下げてくれます。

　また、スタンバイモード中に患者さんに接続すると自動で換気を始めてくれるため、「患者さんに接続したままスタートキーを押し忘れる」といったインシデントを防いでくれます。

　最近の人工呼吸器は内部にパソコンが搭載されているため、一度スタンバイモードに移行してから電源を落とすことを推奨する機種も増えています。

2. 主電源のオフ

　通常は、主電源を落とすと人工呼吸器は動作を停止します。ただし PB 980 などの高規格型人工呼吸器では、患者さんに接続され換気を行っている状態で主電源を落としても、アラームが発生し駆動し続けてくれます。

3. 外回路の片づけと清掃[1]

　使用後の人工呼吸回路は感染性物品として取り扱います。ディスポーザブル回路であれば、温度プローベやフローセンサーなど再使用するもの以外はすべて破棄します。リユース回路であれば、洗浄後に滅菌もしくは消毒（セミクリティカル物品に対する各施設の規定によります）を行います。特に使用済み回路を未洗浄・未消毒で使い回すと、院内感染の原因となるため注意が必要です。

　人工呼吸器本体は水で湿らせた綿布や柔らかい布で清掃し、水分を十分拭き取り空気乾燥します。その後 70％エタノールや 70％イソプロパノールなどで消毒を行います。ディスプレイは水分が隙間から本体内に侵入しないよう、十分に絞った水で拭いてからエタノールもしくはイソプロピル系アルコールで消毒をします。

　再使用可能な物品は中性洗剤で洗浄し、水道水で洗剤を十分すすぎ乾燥させてからグルタルアルデヒド溶液や過酸化水素水などで消毒するか、高圧蒸気滅菌もしくはエチレンオキサイドガスなど物品の添付文書に従って滅菌を行います。

4．人工呼吸回路の組立てと使用前点検

　清掃を完了した人工呼吸器は、次回使用に合わせて回路の組立てと使用前点検を行います。組立ての際は回路が汚染されることを防ぐためにマスクと未滅菌未使用の手袋を着用します。

　回路は各施設で用いる回路構成となるように組み立てます。ディスポーザブル回路の場合、接続部が意図的にゆるめに接続されていることもあるため、確認を怠らないよう注意します。

　使用前点検はさまざまな方法がありますが、最近の人工呼吸器には迅速点検機能がついています。これらの点検は人工呼吸器の作動が正しく行われているかどうか、フローセンサーや酸素センサーの校正、呼吸回路（加温加湿器などを含む）のリーク検知や呼気弁、呼気フィルターの確認といった安全面での点検だけでなく、回路全体のコンプライアンスやレジスタンスを測定することで精度補正も行ってくれます。

5．迅速点検；SST（ショートセルフテスト）手順

①人工呼吸器の電源をオンにして起動画面の「SST」を選択し、「すべてのSST」をタッチします。

②回路タイプを「成人」「小児」「新生児」から選択します。

③加湿器タイプを「熱線無し呼気チューブ」「熱線入り呼気チューブ」「HME（人工鼻）」から選択します。

④「確認」をタッチしてSSTを開始します。

⑤画面に表示される指示に従って回路の閉塞、開放、接続を行い、すべての項目をクリアできたことを確認します。

⑥エラーが出た場合は回路の接続などを見直し、再度実行します。回路の接続を見直しても改善しない場合は、回路もしくは呼気弁に異常や故障があるため交換して実施します。

6．動作確認と保管

　迅速点検をクリアすることができれば回路の接続などには問題がないと言えるので、最後に動作点検を行います。動作点検はテストラングを接続して実際に換気を行い、条件を満たした場合にアラームが発生すること、設定した通りの動作を行うことを確認します。特に回路が外れた際に緊急度 高のアラームが発生することを必ず確認して、動作確認を終了します。

　人工呼吸器は緊急時に必要とするため、主に使用する部署（ICUや救急外来など）に

保管しておくことが望ましいです。また、内部バッテリーの充電を行うため必ず電源ケーブルを接続して保管します。機種によっては電源をオフにすると迅速点検で行った校正がリセットされるものもあります。これらの機種ではスタンバイモードで保管するなど、機種に合った状態で保管します。

引用・参考文献

1) 日本臨床工学技士会 医療機器管理業務検討委員会. 医療機器を介した感染予防のための指針. 東京, 日本臨床工学技士会, 2016, 32-4.

第2章 人工呼吸器の準備から片づけまで

4 人工呼吸器を装着した患者さんの搬送

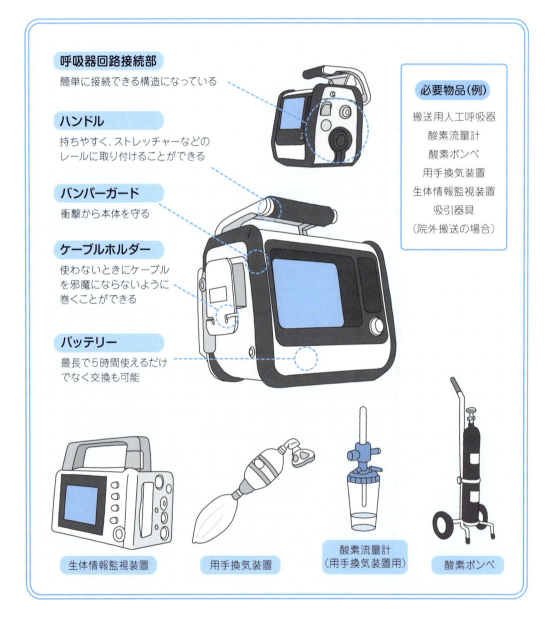

呼吸器回路接続部
簡単に接続できる構造になっている

ハンドル
持ちやすく、ストレッチャーなどのレールに取り付けることができる

バンパーガード
衝撃から本体を守る

ケーブルホルダー
使わないときにケーブルを邪魔にならないように巻くことができる

バッテリー
最長で5時間使えるだけでなく交換も可能

必要物品(例)
搬送用人工呼吸器
酸素流量計
酸素ボンベ
用手換気装置
生体情報監視装置
吸引器具
(院外搬送の場合)

生体情報監視装置　　用手換気装置　　酸素流量計（用手換気装置用）　　酸素ボンベ

　人工呼吸器を装着した状態での搬送は珍しくありません。特に院内だけでなく院外搬送では、物品が不足した場合に途中で補充が行えないため、事前の準備などが非常に重要です。搬送の最大のポイントは、患者さんが安全に移動できることです。

1. 搬送に必要な物品

①人工呼吸器（1時間以上のバッテリー駆動が可能、コンプレッサー内蔵）
②酸素ボンベ（残圧が 10MPa 以上、可能な限り残量の多いもの）
③酸素流量計（用手換気用）
④用手換気装置（リザーバー付きバッグバルブマスク、ジャクソンリース回路）
⑤生体情報監視装置（心電図、血圧、パルスオキシメーター、呼吸数など）
⑥吸引器具（院外搬送の場合）

2. 搬送に適した人工呼吸器

　患者さんの搬送には、汎用型もしくは搬送用人工呼吸器を用います。
　最近の汎用型人工呼吸器は小型化され搬送用として用いることも可能で、搬送のために人工呼吸器を交換しなくてもよいというメリットがあります。搬送用人工呼吸器は人工呼吸器としての機能は劣りますが、長時間のバッテリー駆動が可能であったり非常に軽量であったりと搬送に特化しているため、院内での搬送は汎用型、院外への搬送は搬送用人工呼吸器といった選択でもかまいません。HAMILTON-T1（日本光電工業）のように搬送用人工呼吸器でありながら汎用型人工呼吸器と同等の機能を持った機種もあり、救急搬送の機会が多い施設であればお勧めです。
　搬送に用いる人工呼吸器を選定する上で、「防水機能（IPXX：X には数字が入り、1つめが防塵、2つめが防水レベルになります）」「内蔵バッテリーと外部バッテリー」は非常に重要な要素となり、さらに「耐衝撃性能」や、ドクターヘリなどで用いる場合は「航空機用電子機器環境試験：RTCA／DO-160」を取得している必要があります。

3. 搬送の準備

　酸素ボンベは人工呼吸器が接続できるよう、ピンインデックス方式かシュレーダー方式の減圧弁を装着します。人工呼吸器の酸素消費量は「分時換気量×酸素濃度」によっておよその目安はわかりますが、患者さんの呼吸状態によって大きく左右されるため、酸素ボンベの残圧は移動時間に余裕を持って準備します（原則として 10MPa 以上残圧があるもの）。特に院外搬送時は予測酸素消費量の 2 倍ほどは準備しておきます。また、人工呼吸器には最低駆動圧（酸素ボンベの残圧がこれを下回ると動かなくなる）が存在するため、ボンベが空になるまで使えるわけではないことを知っておきましょう。
　酸素流量計は人工呼吸器にトラブルが発生した場合に用手換気を行うために必要です。酸素ボンベには人工呼吸器用の減圧弁が装着されているため、酸素流量計も酸素ボンベ用のものではなく高圧配管用の流量計を準備しておけば人工呼吸器用の減圧弁を使用で

きます。

　用手換気装置はリザーバー付きバッグバルブマスクかジャクソンリース回路のいずれかを準備しますが、ジャクソンリース回路は酸素がなければ使用できず、酸素ボンベの残圧が不足すると使用できなくなるため、自己膨張式のリザーバー付きバッグバルブマスクが推奨されます。

 4．搬送開始～到着まで

　搬送を開始する場合、酸素配管のつなぎ変えや搬送用モニターへの移行などの必要がありますが、酸素配管のつなぎ変えは最後に行います。バッテリーは移動先や道中で充電が行えますが、酸素ボンベはボンベの交換以外で補充することができません。酸素ボンベの残量は有限なので高圧配管から酸素ボンベへのつなぎ変えは最後に、移動先へ到着したら最初に酸素配管のつなぎ変えを行います。

　搬送中は、常にバイタルサインが確認できる位置にモニターを配置します。また、適宜ボンベ残量を確認し、移動時間と消費量を計算しながら搬送しましょう。

第2章 人工呼吸器の準備から片づけまで

5 磁場、電磁波などの発生する環境での呼吸療法

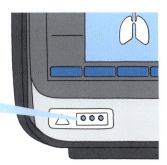

磁性体の金属はどんなに小さくても持ち込まないように！！

LEDが緑になるまでMRI装置から離す

1. 人工呼吸器装着患者さんの MRI 撮像

　MRI は非常に強い磁場と電波を発生させるため、磁性体（磁石に反応する）である金属部品を用いている人工呼吸器は、MRI での使用はもちろん持ち込むこともできません。そのため MRI 撮像を行う場合、用手換気を行うか MRI 対応の人工呼吸器を使用する必要があります。

 2. 用手換気を行う場合

　MRI 室には酸素配管が整備されていて酸素の供給が可能ですが、金属部品を用いている用手換気装置は持ち込むことができません。バッグバルブマスクではバルブ内にバネが入っているものや、ジャクソンリース回路では T ピースや圧調整バルブ内に金属部品が入っているものもあるため、持ち込む際には必ず確認しましょう。

　また、MRI 室に搬入する際に酸素ボンベを持ち込むと、酸素ボンベが引き込まれるため非常に危険です。MRI 室の外でボンベを外し、MRI 室内の酸素配管につなぎ直しましょう。実際に過去には室内に置いた酸素ボンベが吸着され、患者さんに直撃した死亡例[1]もあります。必ず確認を行いましょう。

 3. MRI 対応人工呼吸器

　MRI 室では MRI 対応の人工呼吸器であれば使用が可能です。ただし、MRI 室に持ち込めるものは非磁性体（磁石に反応しない）でできた機器材のみです。本体が MRI 対応であっても、加温加湿器や人工呼吸器の回路などには磁性体が含まれているため使用できません。そのため加温加湿器は人工鼻を使用し、外回路やトロリーなどもすべて MRI 対応のものを使用します。もし MRI 対応人工呼吸器を導入しているのであれば、人工呼吸器に関連する物品のすべてを確認し、対応・非対応の表示をすることをお勧めします。

　以前は MRI 対応の人工呼吸器は簡易型しかありませんでしたが、現在は通常の汎用型と同等の性能を持った MRI 対応人工呼吸器が販売されています。特に HAMILTON-MR1 は、同系統の人工呼吸器である HAMILTON-C1 と同じ機能を持ちながら MRI に対応しており、より安全な管理が可能となっています。

　通常の人工呼吸器は本体内に圧センサーやフローセンサーが付いているため、回路を規定以上に長くすると応答性が低下しますが、HAMILTON-MR1 は口元にフローセンサーが付いており、回路がどれだけ長くなっても応答性の低下があまりありません。ただし、HAMILTON-MR1 も使用にあたって MRI との距離制限が 1m ほどあります。本体に TeslaSpy と呼ばれるインジケーターがあり、人工呼吸器に対する磁場の影響度が

表示されるので、安全な距離を確認しながら運用しましょう。

4．放射線治療などで使用する場合

　放射線治療を実施する環境では電磁波が発生しており、人工呼吸器が誤作動を起こす可能性があります。実際に海外では放射線治療中にテクニカルエラーが発生、換気が停止した事例もあるため、放射線治療を行う環境での使用は非常に高いリスクがあります。
　しかし、こういった環境での用手換気は、医療者の被曝にもつながるため難しいのが現状です。厚生労働省医薬食品局安全対策課からの通知では、"やむなく持ち込む場合には動作状況の監視を行うとともに、誤作動などの発生時に早急な対処ができるよう準備しておくこと"となっています。

引用・参考文献
1）引地健生．MRI 検査における安全管理：事故事例の検討．日職災医誌．52（5），2014，257-64．

第2章 人工呼吸器の準備から片づけまで

6 人工呼吸器を用いた非侵襲的人工呼吸

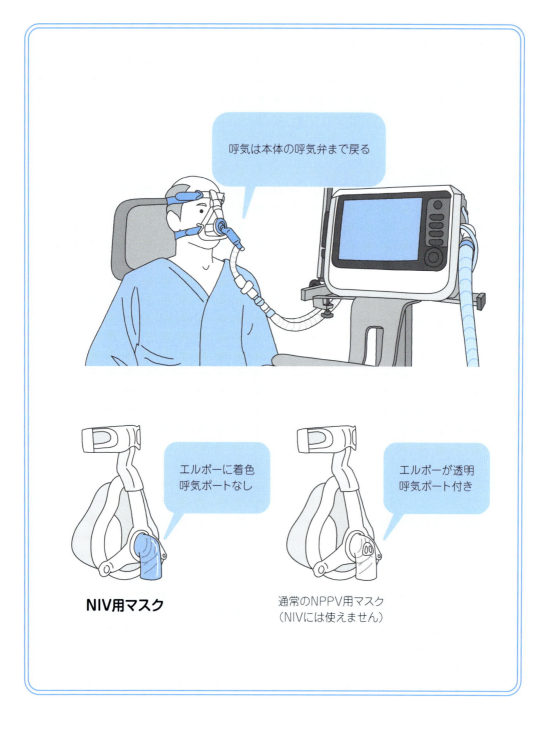

1. NIV 機能とは

NIV（non-invasive ventilation）機能は非侵襲的人工呼吸の略です。一般的にマスクを用いた人工呼吸療法を "NPPV" と言いますが、挿管用人工呼吸器のマスク換気機能を用いた場合 "NIV" と呼びます。

2. NPPV 専用機との違い

NPPV 専用機はマスクや回路内の呼気ポートと呼ばれる穴から呼気を逃しますが、人工呼吸器の NIV 機能は通常の人工呼吸回路を用いるためダブルブランチ回路となります。ダブルブランチ回路はすべての呼気が呼気回路を通して本体に戻るため、マスクは呼気ポートのない NIV 専用マスクを使用する必要があります。また、マスクリークに非常に弱く、リーク補正機能を用いたとしても NPPV 専用機には劣ります。

大きなメリットは挿管時に使用していた人工呼吸器と回路をそのまま用いることができる点と、呼気換気量が測定可能な点になりますが、応答性の悪さや二酸化炭素の再呼吸量増加など、総合的に評価すると NPPV 専用機には劣るため、症例や状況を加味した上で使用を検討する必要があります。

3. 必要物品

NIV 機能を使うために必要な物品は、基本的に人工呼吸器に準じたものになります。しかし、人工呼吸器を患者さんに装着するために必要なものが気管チューブではなく、NIV 専用マスクを使う点が大きく異なります。気管チューブがないため、吸引器具は開放式吸引を準備します。また、用手換気を行う場合、ジャクソンリース回路を用いてのマスク換気は難易度が非常に高いため、用手換気装置はリザーバー付きバッグバルブマスクをお勧めします。

① NIV 機能搭載の人工呼吸器（事前に使用前点検を済ませておくこと）
② NIV 専用マスク
③用手換気装置（リザーバー付きバッグバルブマスクもしくはジャクソンリース回路）
④酸素流量計（用手換気装置用）
⑤生体情報監視装置（心電図、血圧、パルスオキシメーター、呼吸回数など）
⑥気管内・口腔内吸引器具一式（吸引チューブ、吸引器、水など）
⑦感染防護対策（手袋、マスク、アイシールド、エプロンなど）
⑧救急カート（ただし、院内・病棟のルールに準じた場所）

4. NIV 機能の使用方法

　NIV 機能を使うには、モードを NIV 用に切り替える必要があります。多くの機種では事故を防止するために、患者さんに接続して換気を行っている状態では NIV 用に切り替えることができず、いったんスタンバイモードに切り替えてから変更するようになっています。

　ここでは、HAMILTON-C1 をベースに NIV 機能の使用方法を説明したいと思います。
①人工呼吸器の電源を入れて起動します。
②新規患者タブを選択し、「性別」「身長」を入力します。
③画面右上の換気モードを選択します。
④ CPAP モードを使用したい場合は「NIV」を、S/T モードを使用したい場合は「NIV S/T」を選択します。
⑤確定ボタンを押すと自動で換気設定ウィンドウが開くので各種設定を変更します。
⑥もう一回確定ボタンを押すと NIV モードでの換気が開始されます。

5. NIV 機能の注意点

◆ マスクリーク

　NIV 機能は NPPV 専用機と比べて非常にリークに弱いため、マスクフィッティングを丁寧に行う必要があります。人工呼吸器に自動リーク補正機能が搭載されている場合は積極的に活用しましょう。

◆ 人工呼吸回路の選択

　NIV 機能を使用する際は、原則として加温加湿器回路を用います。人工鼻回路でも実施は可能ですが、NIV は通常の NPPV と比較すると二酸化炭素の再呼吸量が多く、人工鼻を用いると死腔量が増加してしまうためお勧めできません。

◆ NIV 専用マスク

　NPPV 用マスクと違い、NIV 専用マスクには呼気ポートが付いていません。仮に誤って NPPV マスクを使用すると大量のリークが発生し、正しく動作しなくなります。NIV 専用マスクと NPPV 用マスクは、形状や見た目が全く同じものが販売されているので注意が必要です。そのため、メーカー各社が NIV 専用マスクのエルボー部分（回路を接続するパーツ）を青色や緑色、オレンジ色などで着色して区別しやすくしたものも多くなっています。医療事故の原因となるため、必ず自施設で NIV 専用と NPPV 用の区別がつくように取り決めをしておく必要があります。

第2章 人工呼吸器の準備から片づけまで

7 人工呼吸器の準備（在宅編）

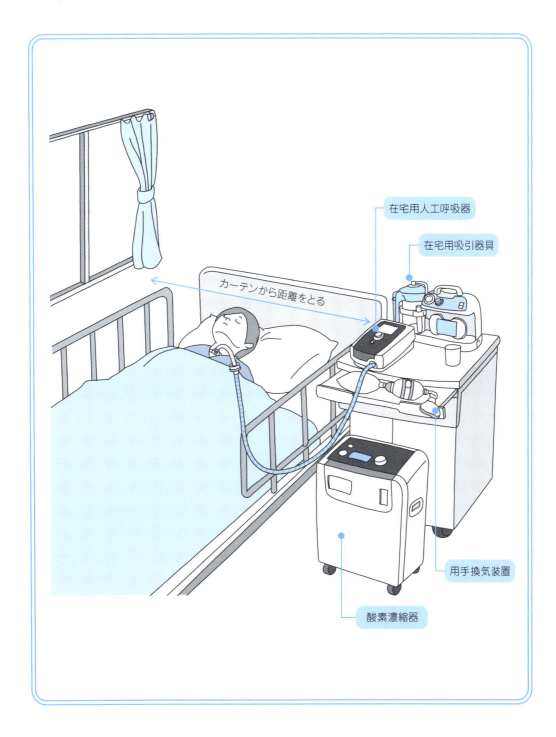

1．在宅で人工呼吸療法を施行する環境づくり

　設備の整った院内とは異なり、在宅での人工呼吸管理では人工呼吸療法を行うための環境づくりが非常に重要な要素となります。

◆ **在宅用人工呼吸器の選択**

　在宅用人工呼吸器は一般家庭で使用するため、高圧配管を必要としないコンプレッサーを内蔵した機種を選択します。また、停電時にも安全に使用できるように内部バッテリーが搭載されていることや、バッテリーパック（交換用バッテリー）を備えていることが重要な要素になります。

　また、病院への搬送など人工呼吸器を装着した状態で移動を行うこともあるため、軽くて小さいと使い勝手も良くなります。

◆ **電気的安全**

　3Pプラグを用いる医療機器を一般家庭で用いるには、3P→2Pの変換プラグを用います。しかし、変換プラグを用いるとプラグ部分が重くなり抜けやすくなる点や、アース線をアース端子に接続する必要がある点に注意が必要です。人工呼吸器を設置する場所の近くにアース端子があるか、なければ改修を行う必要があります。

　また、電気の使いすぎによるブレーカーの遮断は一般家庭では時々経験するものですが、電気で動く人工呼吸器を使用している環境での停電は患者さんに非常に恐怖を与えます。電気容量の高い家電（電子レンジやドライヤーなど）の同時使用に注意するのはもちろん、ブレーカーの電気容量を増加することも検討しましょう。

　在宅で使用する人工呼吸器のほとんどは内部バッテリーを搭載しているので、多少の停電では問題ありませんが、災害時などでは長時間の停電が発生することもあります。こういった状況に備えるために、外部バッテリーやシガーライターケーブル（車のシガーソケットから電気を得る）などの準備も怠らないようにしましょう。

◆ **設置場所**

　人工呼吸器は普段生活する場所に設置しますが、その周辺環境にも気を配る必要があります。あまり奥まった場所ではトラブルの発生時に対応しづらいこともあります。また、在宅用の人工呼吸器はコンプレッサーが内蔵されているため、外気吸入口付近にカーテンなどがあると塞いでしまいます。十分な距離を取りましょう。

◆ **導入指導**

　在宅で人工呼吸器を使用する場合、日常的な取扱いや緊急時の一次対応を家族や介護者が行うことになります。そのため、取扱い方法や外回路の分解、組立て方法、日常の点検やトラブル時の対応方法などを十分指導する必要があります。

　また、医療者向けの取扱説明書ではなく、家族向けのマニュアルや緊急時の連絡先と連絡方法なども十分取り決めをしておく必要があります。

2. 在宅での人工呼吸管理に必要な物品

　在宅で人工呼吸器を使う場合、院内と大きく異なるのは酸素配管が存在しないことと停電時の対応が必要な点です。特に酸素濃縮器や吸引器など、院内では壁面配管を用いるシステムも在宅で用いる場合は電気で動くため、災害時などに電源供給システムをどのように維持するかを十分に検討する必要があります。

①在宅用人工呼吸器
②外部バッテリーや自家発電機など
③予備の人工呼吸回路（加温加湿器の場合は蒸留水も。人工鼻は交換分も）
④用手換気装置（バッグバルブマスク）
⑤酸素供給システム（酸素濃縮器、酸素ボンベ、酸素ラインなど）
⑥気管内・口腔内吸引器具一式（在宅用吸引器、吸引カテーテル、吸引器、水など）
⑦その他、車いすや聴診器、血圧計など

3. 人工呼吸器の準備

◆加温加湿器回路
　本体に一体型の加温加湿器を装着し、シングルブランチ回路を加温加湿器に接続します。回路の反対側に呼気弁とフレックスチューブを装着します。加温加湿器への給水は、加湿チャンバー内に記されている上限を超えないように蒸留水を注入してください。

◆人工鼻回路
　シングルブランチ回路に呼気弁を装着し、呼気弁と患者さんの間に人工鼻とフレックスチューブを装着します。誤って人工鼻と患者さんの間に呼気弁を装着すると、湿度がすべて呼気弁から逃げてしまい、加湿できなくなるため注意が必要です。

第2章 人工呼吸器の準備から片づけまで

8 人工呼吸器の操作方法（在宅編）

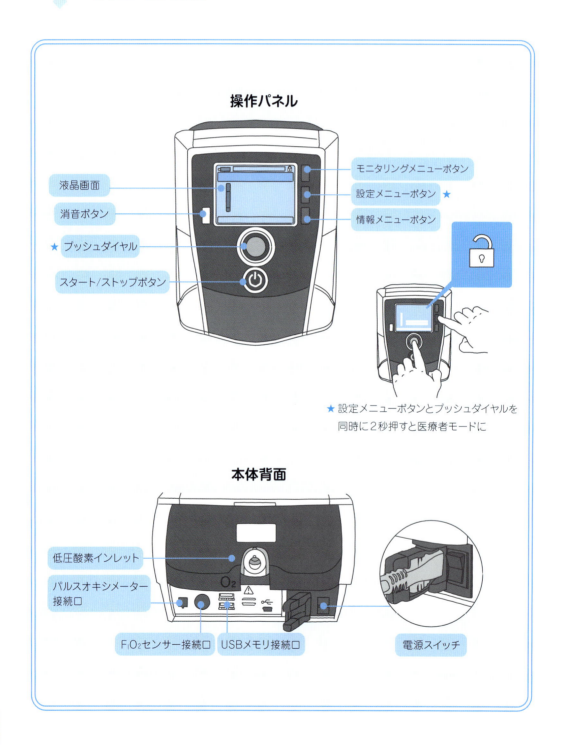

在宅用人工呼吸器は多数販売されていますが、ここでは NPPV、TPPV ともに使用可能なクリーンエア VELIA（フクダライフテック）をベースに説明します。

1. 操作パネル

◆ 液晶画面
現在の運転条件メニューや設定値、測定値など一般的な項目から、アラームログやトレンドグラフなども表示することができます。

◆ プッシュダイヤル
ダイヤルを左右に回すことで液晶画面に表示されている項目や設定値を変更することができます。値はプッシュダイヤルを押し込むことで確定されます。設定変更を行う際は設定メニューボタンから設定画面に移り、プッシュダイヤルの操作で変更・確定します。

◆ スタート／ストップボタン
運転の開始と停止を行うボタンです。ボタンを 3 秒以上長押しすると回路抵抗の測定を行ってくれます。初めて装置を使用するときや回路交換を行った場合に測定することで、設定した圧力になるよう動作してくれます。

◆ モニタリングメニューボタン
運転中の治療状況を確認するボタンです。押すたびに液晶画面が切り替わり、各種測定値のグラフィックモニターや過去のデータなども見ることができます。

◆ 設定メニューボタン
運転条件の設定を変更・確認するボタンです。押すたびに設定値やアラーム値などに切り替わります。通常は「患者モード」に設定しておくことで、誤って設定が変わってしまわないように配慮されています。

◆ 情報メニューボタン
治療履歴や使用時間を確認できます。ボタンを押すたびに切り替わり、イベントサマリーや治療履歴を長期間保存してくれているので受診や往診の際にどのようなトラブルが起こったのか、呼吸状態に問題がないかなどを見ることができます。

2. 本体背面

本体背面には主電源やさまざまな接続口があります。

◆ 低圧酸素インレット
専用のコネクタを装着した酸素チューブを差し込むことで、本体内に酸素を取り込みます。コネクタはロックが付いているので引っ張っても外れませんが、取り外すときはワンプッシュで可能です。

◆ 電源スイッチ

　電源スイッチは主電源になります。押すと本体を起動し、もう一度押すと電源を落とすか確認をしてくるので操作パネルのプッシュダイヤルで確定します。

◆ AC 電源接続口

　電源ケーブルを差し込む接続口です。簡単には外れないようにロックがかかるようになっています。

◆ その他の接続口

　パルスオキシメーター接続口に専用のパルスオキシメーターを接続することで、SpO_2 の測定が可能になります。また、F_IO_2 センサー接続口に専用の酸素センサーを接続することで送気ガスの酸素濃度を測定できます。測定した SpO_2 や酸素濃度の履歴はすべて本体内に記憶されます。

　さらにデータ解析用の USB デバイスを接続することで本体に記憶されたデータを抽出することができます。

3. 本体の起動とセルフテスト

　本体背面にある主電源スイッチを入れて本体を起動します。起動すると自動的にセルフテストが始まるので、終了するまで待ちます。その間に酸素供給装置と人工呼吸器の本体背面にある酸素コネクタ接続口を酸素ラインでつなぎ、指示されている酸素流量で酸素を流します。

　人工呼吸の開始は、本体上部の操作パネルにあるスタート／ストップボタンを押すことで運転が始まります。

4. 患者モードと医療者モードの変更

◆ 患者モード

　設定の変更ができないモードです。液晶パネル上部に鍵が閉じたマークが表示されます。

◆ 医療者モード

　各種設定変更が可能なモードです。液晶パネル上部に鍵が開いたマークが表示されます。

◆ モードの切り替え方法

　プッシュダイヤルと設定メニューボタンを長押しすると、アラーム音が鳴って切り替わります。医療者モードへ切り替えるときは、医療者モードが解除されるまでの時間を選択します。5 分間、120 分間、無制限の 3 つから選択できます。無制限以外は選択した時間が経過すると自動的に患者モードに切り替わります。無制限は任意に患者モード

に戻さなければ常に設定が変更できる状態となり、誤操作の原因となるため、よほどの理由がない限り5分間か120分間のどちらかを使用することをお勧めします。

5．人工呼吸器の一時停止、電源オフ

◆ 一時停止

　スタート／ストップボタンを押すことで人工呼吸を一時停止することが可能です。一時停止時にもう一度スタート／ストップボタンを押すことで再開できます。加温加湿器の水を足す場合や、回路交換、吸引などで一時的に止めたい場合は、この方法を使用します。

◆ 電源オフ

　電源を落とすには、まずスタート／ストップボタンを押して一時停止します。次に本体背面にある電源スイッチを押すと液晶画面に「電源を切って装置の使用を終了しますか？」と表示されるので、「はい」を選択してプッシュダイヤルを押すことで電源を完全に落とすことができます。電源を完全に落とすと再起動に時間がかかるため、昼間は人工呼吸器から離脱している症例や、人工呼吸器の交換を行う場合など、しばらく再起動を行わない場合にのみ使用します。

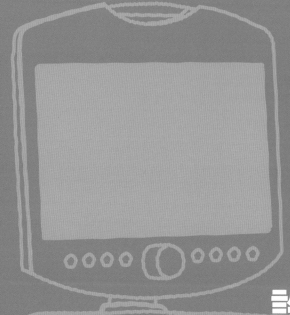

第3章

設定と換気モード

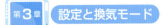

1 代表的な設定項目

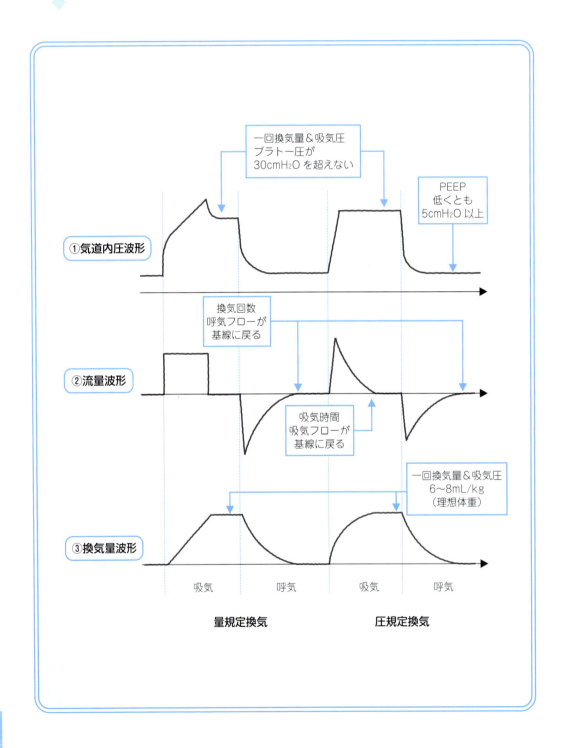

1. 一回換気量（V_T、TV など）[単位：mL]

量規定換気もしくは圧補正量規定換気の際に設定する項目で、強制換気を行う場合の一回の換気量を設定します。一回換気量は気道内圧と比例関係にあるため、換気量を増やすほど気道内圧は上昇し、減らすほど気道内圧は低下します。特に一回換気量を過剰に入れてしまうと、肺胞が過伸展を起こしてしまう容量損傷（volutrauma）や気道内圧の上昇に伴う圧傷害（barotrauma）の原因となるため注意が必要です。

一回換気量の増減に比例して二酸化炭素の排出量も増減することから、$PaCO_2$ のコントロールを主な目的として設定します。

初期設定は体重に換算すると 6〜10mL/kg 程度から始めますが、ARDS のように重篤な呼吸障害を持っている場合は 6〜8mL/kg と低めに設定することも珍しくありません。ただし、ここで計算する体重は実際の体重ではなく、身長から換算した理想体重になります。

◆〈理想体重〉
　男性…50＋0.91×（身長［cm］－152.4）
　女性…45＋0.91×（身長［cm］－152.4）

2. 吸気圧（P_insp、InspP など）[単位：cmH_2O、mbar、hPa など]

圧規定換気で強制換気を行う際に設定する項目で、吸気時の気道内圧を設定します。気道内圧は一回換気量と比例関係にあるため、気道内圧を高く設定するほど一回換気量は増加し、低く設定するほど一回換気量は減少します。設定した吸気圧が気道内圧となるため圧傷害のリスクは軽減されますが、一回換気量は実際に換気をしないとどれだけ入るかわかりません。そのため初期設定も $10cmH_2O$ 程度から始めて、実際の換気量を見ながら最終的な設定を行います。また、ARDS のように重篤な症例ではプラトー圧を $30cmH_2O$ 以内に設定する[1]ことを勧められています。

こちらも換気量の設定と同様に、設定圧の増減による $PaCO_2$ のコントロールを主な目的とします。

3. 吸気時間（Ti、InspT、TH など）[単位：秒（sec）]

強制換気時の吸気の時間を設定する項目です。そのため、強制換気を行わないモード（CPAP など）では設定する必要がありません。初期設定では 1〜1.5 秒程度に設定しますが、吸気時間を長く保つことで換気不均等分布を改善する効果が期待できます。

◆ 量規定換気、圧補正量規定換気
吸気時間が短いと、短時間で設定した一回換気量を送るため最高気道内圧が高くなり、

1　代表的な設定項目　67

逆に長いと最高気道内圧は低くなりますが、長すぎるとゆっくりと空気を送るため送気流量不足やファイティングの原因となります。

◆ **圧規定換気**

　圧規定換気では吸気時間が短すぎると肺が完全に膨らみきる前に送気を中止することもあり、一回換気量が減少することがあるため注意が必要です。逆に長すぎるとファイティングの原因となります。

4．換気回数（f など）［単位：回 / 分（/min）］

　1分間あたりの強制換気の回数を設定する項目で、初期設定では 10〜12 回程度に設定します。二酸化炭素の排出量は換気量だけでなく、換気回数にも影響を受けるため、主に $PaCO_2$ のコントロールを行いたいときに変更します。また、強制換気ではファイティングを起こしてしまう場合には、回数を減らして自発呼吸を優先させることもあります。

　強制換気が行われてから次の強制換気が行われるまでの周期時間をタイムサイクルといい、「タイムサイクル＝ 60 秒÷換気回数」で計算します。例えば換気回数 15 回 / 分の場合、タイムサイクルは「60 秒÷ 15 回＝ 4 秒」、つまり 4 秒ごとに強制換気が行われることになります。この計算は換気モードを理解する上で絶対必要なので覚えておきましょう。

5．プレッシャーサポート圧（PS、PSV、ASB など）［単位：cmH₂O、mbar、hPa など］

　プレッシャーサポート換気の圧を設定する項目で、自発呼吸のサポートを行う目的で設定します。送気を行う時間は呼気感度によって決まるため、患者さんの自発呼吸の長さに応じて変化します。主に強制換気ではファイティングしてしまうような、自発呼吸がしっかりとした患者さんに用いることで高い同調性を維持してくれますが、あくまでサポート換気であり、自発呼吸がなければ換気は行ってくれません。

> 🔎 **ココが知りたい！**
>
> **Q.** プレッシャーサポートはファイティングを起こしませんよね？
>
> **A. 同調性は高いですが、ファイティングを起こすこともあります。**
> 　プレッシャーサポートは強制換気と比べると同調性は高いですが、自発呼吸の終了を正確にとらえられなかった場合や、プレッシャーサポート圧が不適切な場合には、ファイティングを起こすことは珍しくありません。

6. 呼気終末陽圧（PEEP）［単位：cmH₂O、mbar、hPa など］

　PEEP は呼気時の気道内圧の設定で、すべての人工呼吸器のモードにおいて設定する項目です。

　肺胞は一回潰れて虚脱した状態になると、空気が入らないためガス交換に関与できなくなり、呼吸不全のきっかけとなります。また、虚脱した肺胞が再開通するには強い力が必要となってしまい、さらに虚脱と再開通を繰り返すことで「肺胞同士のこすれ＝ずり応力」によって肺胞は傷つき、機能不全（虚脱性肺傷害；atelectrauma）に陥ってしまいます。PEEP は呼気時の気道内圧を陽圧に維持することで肺胞の虚脱を防ぎ、肺胞の含気維持や酸素化の改善の手伝いをしてくれる重要な設定項目です。

　さらに、PEEP には胸腔内圧の上昇によって静脈還流を減少させる作用があります。高すぎる PEEP は心拍出量の減少や尿量の低下、肺損傷の原因となる一方で、適切な PEEP を設定することで過剰な静脈還流を抑制し、心負荷を軽減することで、心拍出量を増加させる効果もあります。

　初期設定は 5cmH₂O 程度から始めるのが一般的で、ARDS のような重症呼吸不全症例では 20～30cmH₂O といった値まで設定することもあります。逆に、正常状態であっても 5cmH₂O 未満に設定すると肺胞が虚脱する可能性があるため注意が必要です。

7. 酸素濃度（F_IO₂）［単位：数値または％］

　設定値の増減に応じて吸入気の酸素濃度が変更されます。設定範囲は 0.21～0.1（21～100％）になります。初期設定は 1.0 の高濃度から始める施設もあれば、0.4 程度の低濃度から始める施設もあります。

　一般的に低酸素血症の場合に設定濃度を上げ、病態の改善に伴い下げていきます。最近は高濃度酸素投与による弊害[2]や、高酸素血症のリスクも取り沙汰されており、むやみに高い酸素濃度の供給は行わないようになってきています。

❓ ココが知りたい！

Q. 酸素濃度の設定はなぜ最低が 0.21 なのですか？

A. 大気中の酸素濃度が 0.21（21％）なのでそれ未満にはなりません。
　　吸入する空気に最低でも 21％の酸素が含まれていないと酸素が不足するために、人工呼吸器の酸素濃度は 21％未満には設定できないようになっています。

1　代表的な設定項目　　69

📖 引用・参考文献

1) The Acute Respiratory Distress Syndrome Network. Ventilation with Lower Tidal Volumes as Compared with Traditional Tidal Volumes for Acute Lung Injury and the Acute Respiratory Distress Syndrome. N Engl J Med. 342, 2000, 1301-8.

2) Damiani, E. et al. Arterial hyperoxia and mortality in critically ill patients：a systematic review and meta-analysis. Critical Care. 18, 2014, 711.

第3章 設定と換気モード

2 詳細な設定項目

立ち上がり時間
設定吸気圧に
達するまでの時間

①気道内圧波形

圧トリガー
気道内圧が設定値まで
低下すると反応

フロートリガー
吸気フローが
設定流量になると反応

②流量波形

I：E比
時間の短い方を1で表記

I　　　E

呼気感度
サポート換気の
終了のタイミング

③換気量波形

吸気　　呼気　　吸気　　呼気

圧規定換気　　サポート換気

2　詳細な設定項目　71

1. 吸気感度（吸気トリガーなど）[単位：圧…cmH₂O、kPa、mbar など、フロー…L/min]

　自発呼吸の開始を見つける（認識；トリガーとも言う）設定項目です。吸気感度が高いほど自発呼吸の開始に対して素早く反応し、感度が低いほど自発呼吸に対する反応が鈍くなります。特別な理由がなければ自発呼吸への反応を鈍くするメリットはなく、基本的には高感度に設定して問題はありませんが、あまりに感度を上げすぎると自発呼吸が発生していないのに誤認識してしまうオートトリガー（auto trigger、auto triggering）が発生することもあるため、注意が必要です。

　機種によって設定の方式が若干異なりますが、通常は初期設定値から変更しなくても問題はありません。

　自発呼吸を認識する方法は主に 2 種類あり、吸気時の気道内圧の低下で見つける圧トリガーと、吸気によって発生する空気の流れ（吸気フロー）で見つけるフロートリガーが代表的です。昔の人工呼吸器では圧トリガーが主体でしたが、現在は応答性に優れるフロートリガーが主流となっています。

2. 呼気感度（Esens、サイクル off、呼気トリガなど）[単位：%]

　サポート換気時の吸気の終了のタイミングを設定する項目です。最大吸気流量（吸気努力が一番強い点）を 100％とし、設定した％まで流量が低下したらサポート換気を終了します。初期設定では 25〜30％程度が一般的で、患者さんの自発呼吸とサポート換気の同調性がよくない場合に設定を変更します。

　設定値を高くすればするほど感度が上がり早期にサポート換気を終了し、低くすればするほど感度は下がりサポート換気を行う時間が長くなります。感度が高すぎると自発呼吸がまだ終わっていないのにサポートをやめてしまったり、一回の自発呼吸で二回のサポート換気を行ってしまうダブルブレスの原因となったりします。逆に、感度が鈍すぎると自発呼吸が終わっているにもかかわらずサポート換気が終了しないため、ファイティングを起こすこともあります。

3. 立ち上がり時間（⊿、ライズタイムなど）[単位：秒、％など]

　設定した吸気圧や最大吸気流量に達するまでの時間を設定します。特に量規定換気では立ち上り時間が早すぎると、最大吸気圧（PIP）の上昇やファイティングの原因ともなりうるため注意が必要です。

　逆に遅すぎると患者さんの吸気努力に人工呼吸器からの送気が間に合わず、呼吸筋疲労や不快感の原因になったり、前述のダブルブレスの原因となったりすることもあるため、注意が必要です。

4．チューブ補正機能（ATC、TC など）[単位：％]

　チューブ補正機能は、気管チューブ内の気道抵抗分だけサポート換気を行うことで挿管していない状態に近い環境をつくってくれます。また、呼気時にPEEPを設定値よりも少しだけ下げることで吐きやすさを改善してくれる機種もあります。

　設定を行う場合、気管チューブか気管切開チューブかの指定と、チューブ内径（I.D.：mm）を入力した上で補正率を設定します。補正率は、機種にもよりますが25％から最大で100％まで設定できます。設定値が低いほど気道抵抗に対する補正が弱くなるため、基本的には100％で使用します。

　また、CPAPとの併用で抜管後の環境を擬似的につくることができることから、人工呼吸器からの離脱の際にプレッシャーサポートの代わりに用いられることもあります。

 5．I：E比

　吸気時間（I；inspiratory time）と呼気時間（E；expiratory time）の比率を設定する項目です。現在の多くの人工呼吸器ではI：E比は用いずに吸気時間で設定するため、設定値というよりも測定値として表示されることが多い項目です。

　初期設定では1：2〜1：3程度に設定しますが、換気回数が少ないと極端に吸気時間が長くなり、ファイティングの原因となるため、I：E比で設定を行う際は必ず吸気時間が何秒になるか計算する必要があります。

第3章 設定と換気モード

3 換気補助のための設定ポイント

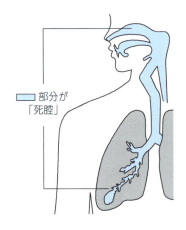

肺胞換気量＝一回換気量ー死腔換気量

部分が「死腔」

肺胞換気量が増えると P_ACO_2 は下がる
減ると P_ACO_2 は上がる

肺胞気二酸化炭素分圧

$$P_ACO_2 \propto \frac{VCO_2 \text{(二酸化炭素産生量)}}{V_A \text{(肺胞換気量)}}$$

1回換気量＝500mL 換気回数＝15回
死腔換気量＝150mL　肺胞換気量＝350mL
分時換気量＝**7.5L**　肺胞換気量＝**5.25L**

1回換気量＝250mL 換気回数＝30回
死腔換気量＝150mL　肺胞換気量＝100mL

分時換気量が同じでも肺胞換気量は全く違う

分時換気量＝**7.5L**　肺胞換気量＝**3.0L**

1. 二酸化炭素の排出

　体内で産生された二酸化炭素は、①細胞、②静脈血、③肺、④大気の順に拡散によって排出されます。拡散は分圧較差によって行われ、二酸化炭素は酸素と比べて拡散効率が 20 倍と非常に高くなっていますが、④の大気中の二酸化炭素分圧はほぼ 0mmHg であるため、これ以上吸入気の二酸化炭素分圧を下げることはできません。そのため二酸化炭素を効率よく排出するには、③肺内の二酸化炭素分圧を下げる必要があります。つまり、呼吸による二酸化炭素の排出は肺胞気二酸化炭素分圧（P_ACO_2）をどうやって下げるかがポイントになります。

　肺胞内の二酸化炭素の排出量は肺胞換気量に依存しており、一回換気量や換気回数が増えると二酸化炭素の排出量もそれに比例して増加します。逆に、一回換気量や換気回数が減少すると二酸化炭素の排出量も減少します[1]。

2. 死腔換気量と肺胞換気量の関係

　換気を行うと空気が肺に取り込まれますが、取り込まれた空気がすべて肺胞でガス交換を行えるわけではなく、その一部は気道内に留まるためガス交換に関与できません。一回の換気量のうち、ガス交換に関与できる空気を肺胞換気量、気道内に留まってしまう空気を死腔換気量といいます。

　死腔換気量には、口腔、鼻腔、気管、気管支などを合わせた解剖学的死腔と、さまざまな原因によってガス交換に関与できない肺胞による生理学的死腔の 2 種類があります。

　肺胞換気量は一回換気量から死腔換気量を引いたものなので、換気量が変化すると肺胞換気量も変化します。

3. 換気量と換気回数のバランス

　1 分間の換気量は、一回換気量と換気回数の掛け算によって計算されます。そのため、一回換気量が半分になっても換気回数を倍にすれば 1 分間の換気量は同じ値になります。しかし、実際には換気量の中に死腔換気量が含まれるため、肺胞換気量は変わってきます。

　一回換気量 500mL、死腔換気量 150mL（肺胞換気量 = 350mL）、換気回数 15 回 / 分の患者さんは、計算すると、

分時換気量 = 500mL × 15 = 7.5L/ 分　　肺胞換気量 = 350mL × 15 = 5.25L/ 分

となりますが、この患者さんの条件を一回換気量 250mL、換気回数 30 回（肺胞換気量 = 100mL）に変更すると

分時換気量 = 7.5L/ 分　　肺胞換気量 = 3.0L

　となり、同じ分時換気量であっても肺胞換気量が変わることがわかります。分時換気量が多ければ多いほど二酸化炭素の排出量は増加しますが、一回換気量が十分でなければ換気回数を増やしても肺胞換気量は増えにくいといえます。

　また、換気回数を増やすときには、十分な吸気時間と呼気時間を確保することが重要です。圧規定換気では吸気時間が短いと一回換気量が減少してしまい、量規定換気では最大気道内圧が上昇してしまいます。特に気管支喘息の重積発作や COPD のような閉塞性呼吸器疾患は、呼気を行うために十分な時間が必要となるため、分時換気量を増やそうとして換気回数を増やすと呼気時間が不足して逆に一回換気量が減少してしまうこともあるので注意が必要です。

　逆に一回換気量を多くすれば肺胞換気量の増加は大きくなりますが、過剰に上げすぎると健康な肺に傷害を与えてしまいます。換気量の目安は体重当たり 6〜10mL/kg 程度になります。これよりも極端に多いと肺胞の過伸展に、少ないと肺胞低換気になるため注意が必要です。

❓ 👉 ココが知りたい！

Q. 二酸化炭素は溜まるより飛ばしぎみのほうが安全ですよね？

A. 溜めすぎもだめですが、少なすぎもだめです。
　血液中の二酸化炭素分圧は、血液の pH を正常に保つためにとても重要です。溜まりすぎると高二酸化炭素血症から呼吸性アシドーシスとなりますが、逆に少なすぎると低二酸化炭素血症となります。血中の二酸化炭素分圧が低下すると血管攣縮（血管の痙攣）を起こしやすくなり、特に脳血流を減少させる作用があり、外傷性脳傷害では有害とされています。

📖 引用・参考文献
1）田中竜馬．Dr. 竜馬の病態で考える人工呼吸器管理．東京，羊土社，74.

第3章 設定と換気モード

4 酸素化補助のための設定ポイント

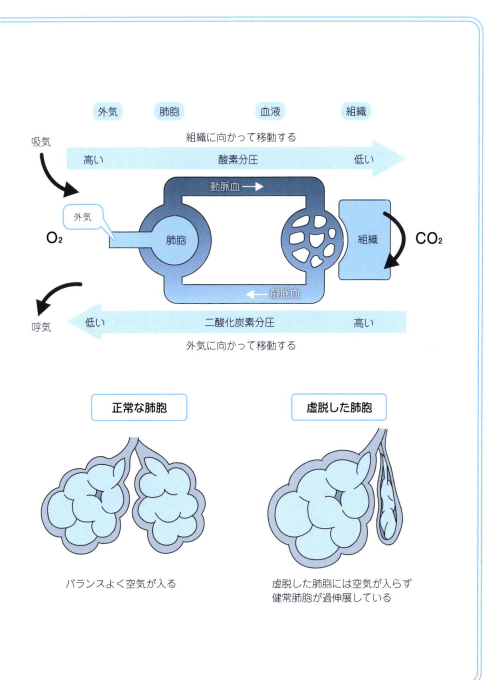

1. 酸素化とは

　酸素は呼吸によって外気から肺胞へ、肺胞から血液中のヘモグロビンへと移動して全身の組織に運搬されます。運搬された酸素はミトコンドリアに取り込まれ、エネルギー産生に使われます。前者を外呼吸、後者を内呼吸といい、人工呼吸器で行っているのはこの外呼吸の補助に当たります。

2. 酸素濃度と酸素分圧

　吸入気にどれだけ酸素が含まれているかは酸素濃度で表示されます。大気は海抜 0m で 760mmHg の圧力を持っていますが、これが 1 気圧になります。760mmHg の大気の中におよそ 21％の酸素が含まれているため、760mmHg 中の 21％、つまりおよそ 160mmHg が 1 気圧中の酸素の圧力＝酸素分圧となります。それに対して酸素濃度 100％では 1 気圧＝ 760mmHg のすべてが酸素分圧となります。

　大気中に存在するすべてのガスは同じ濃度になろうと移動します。この作用を拡散といいます。拡散は大気だけでなく体の中でも同じように働き、ガスは分圧の高いほうから低いほうへ移動していきます。この移動時の力は、高い分圧と低い分圧の差（分圧較差）によって変わります。分圧較差が大きいほど移動力は強くなり、小さいほど移動力は弱まります。つまり、酸素分圧 160mmHg と 760mmHg では、760mmHg のほうがはるかに移動力は高いといえます。

　呼吸不全を起こしている患者さんは酸素を上手に血液に取り込むことができなくなり、低酸素血症となっています。そこで通常の大気よりも酸素濃度が高い空気を肺胞内に送り込むことで、血液と肺胞内の酸素分圧較差が大きくなり、高い移動力が発生して血液に酸素を取り込みやすくなります。

3. 高濃度酸素の弊害

　高濃度酸素を吸入すると血液中に酸素を取り込みやすくなりますが、安易に高濃度酸素を投与するとさまざまな弊害が発生します。

◆ 酸素中毒

　酸素が持つ毒性によって気道粘膜や肺胞などが障害を受け、機能不全に陥ります[1,2]。酸素はもともと有毒ガスであり、なかでも中枢神経系や呼吸器系に障害が発生しやすいといわれています。特に 50％以上の高濃度酸素を長期間吸入する場合は注意が必要です[3]。

◆ 吸収性無気肺

　大気はおよそ 78％の窒素と 21％の酸素、その他約 1％のガスによって構成されてい

ます。窒素が血液に取り込まれにくいのに対して、酸素は拡散によって取り込まれやすい性質を持っています。通常の大気であれば酸素が取り込まれても窒素が肺胞内に残りますが、高濃度酸素には窒素があまり含まれないため肺胞内のガスが極端に減ってしまい、肺胞がしぼんで虚脱してしまいます。このような機序によって発生する無気肺を吸収性無気肺と呼びます。

◆ 高酸素血症

　高濃度の酸素には末梢血管を収縮させ血管抵抗を増加する作用があり[4]、末梢血流や冠動脈血流の低下[5]などを引き起こします。最近では低酸素血症を伴わないST上昇型心筋梗塞において高濃度酸素投与を行うと梗塞エリアが拡大する報告[6]もあり、慎重な酸素投与が行われるようになってきています。

 4．肺胞虚脱とPEEP

　普段、私たちは肺胞内に酸素分圧が高く二酸化炭素分圧の低いガスを取り込み、分圧較差でガス交換を行います。いわば肺胞はガス交換のための袋のようなものです。この袋である肺胞が潰れてしまった状態を虚脱といいます。肺胞が虚脱した状態では、肺胞内に新鮮な空気が入ってこないためガス交換が行えません。二酸化炭素は酸素の20倍の拡散効率を持っているため、多少の肺胞虚脱があっても蓄積しませんが、肺胞が虚脱した状態では効率よく酸素を取り込むことができなくなります。

　PEEPは、肺胞に常に圧をかけ続けることで虚脱肺胞を再開通させる効果や、再虚脱を防ぎガス交換を行える環境を整えてくれる効果、肺胞と血管の間にある間質部分に貯留した水分を押し出して拡散障害を改善してくれる効果があります。

 5．酸素濃度とPEEP

　酸素濃度とPEEPはどちらも低酸素血症を改善してくれる効果を持っていますが、その効果の機序が全く違います。酸素濃度の変更は吸入気中の酸素量が速やかに変化するので、効果はすぐに現れます。それに対してPEEPは、肺胞の再開通や過剰な肺内水分を押し出してからゆっくりと効果が現れます。

　酸素濃度は、急激な低酸素血症があれば設定濃度を上げていきます。しかし、長時間の高濃度酸素投与は高酸素血症の原因となるため、できるだけ速やかに下げていきます。PEEPは呼吸不全を改善させ、呼吸状態を安定させるために上げていきます。呼吸不全が改善していない状態で安易にPEEPを下げると、PEEPによって安定していた呼吸不全が増悪する可能性があるため注意が必要です。

　特に循環不全がなければ、まず酸素濃度を下げ、酸素濃度が30〜40％程度まで低くできればPEEPを下げて対応するのが一般的です。

? ココが知りたい！

Q. PaO_2 が十分な値なら、低酸素血症は改善できていますよね？

A. PaO_2 も大事ですが、ヘモグロビンも大事です。貧血も併せてチェックしましょう。
　　動脈血に含まれる酸素のほとんど（97〜98％）はヘモグロビンと結合しています。貧血でヘモグロビンが低下していると PaO_2 が高くても酸素運搬量は多くないため、ヘモグロビンの値と併せて評価しましょう。

引用・参考文献

1) Davis, WB. et al. Pulmonary oxygen toxicity：Early reversible changes in human alveolar structures induced by hyperoxia. N Engl J Med. 309 (15), 1983, 878-83.

2) Crapo, JD. Morphologic changes in pulmonary oxygen toxicity. Annu Rev Physiol. 48, 1986, 721-31.

3) Clements, JA. et al. The Oxygen Dilemma. N Engl J Med. 282, 1970, 976-7.

4) Farquhar, H. et al. Systematic review of studies of the effect of hyperoxia on coronary blood flow. Am Heart J. 158 (3), 2009, 371-7.

5) Reinhart, K. t al. Reversible Decrease of Oxygen Consumption by Hyperoxia. Chest. 99 (3), 1991, 690-4.

6) Stub, D. et al. Air Versus Oxygen in ST-Segment-Elevation Myocardial Infarction. Circulation. 131 (24), 2015, 2143-50.

第3章 設定と換気モード

5 換気様式（量規定換気と圧規定換気）

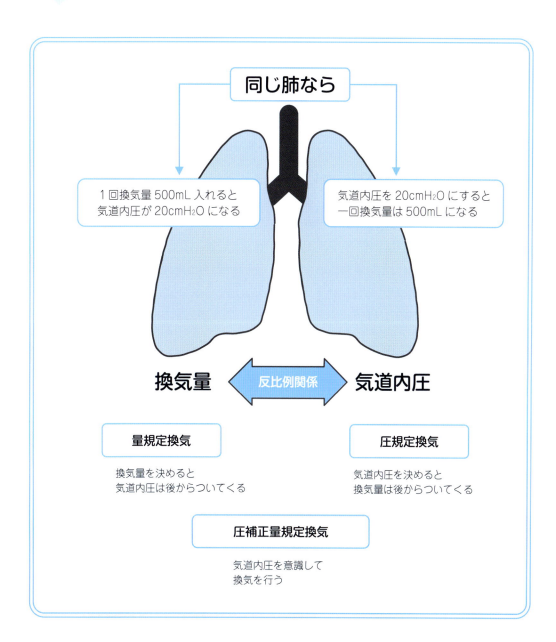

　人工呼吸器による強制換気を行う際には、「換気量を基準に行う量規定換気」か、「気道内圧を基準に行う圧規定換気」か、もしくは量規定換気と圧規定換気の両方の特性を持った「圧補正量規定換気」のいずれかを選択する必要があります。

1. 量規定換気（VCV）

◆ どんな動作？
強制換気を量で設定する換気様式です。

◆ メリット
体位や病態にかかわらず一回換気量が固定できるため、換気量を完全に調整したい場合などに選ばれます。また、グラフィックモニターの圧波形を用いた評価がとてもわかりやすく、普段は圧規定換気で管理している施設でも、導入初期に量規定換気を用いて呼吸器機能の評価を行うといった手法を用いることもあります。古くから使われており、なじみの深い換気様式で、管理がしやすいのもメリットです。

◆ デメリット
換気量が固定であるため、肺や胸郭の柔軟性（コンプライアンス）が低下すると気道内圧が上昇し、圧損傷などのリスクが上昇するため注意が必要です。また、人工呼吸回路や気管チューブのカフなどからリークが発生すると、送気したガスの一部が患者さんに送られる前に漏れてしまうため、目標どおりの換気量が得られないこともあります。

◆ トピック
量規定換気は長い間人工呼吸管理の主流でしたが、現在は圧規定換気が見直されたことや、後述の圧補正量規定換気が標準搭載されるようになったことで、純粋な量規定換気は減少しつつあります。

2. 圧規定換気（PCV）

◆ どんな動作？
強制換気を吸気圧で設定する換気様式で、患者さんの状態や吸気努力など、さまざまな要因で換気量が変化するのが特徴です。

◆ メリット
自発呼吸における換気量や呼吸回数は、pH を正常に保つために増減します。呼吸機能障害によって十分な換気ができない患者さんに対して、圧規定換気は一回換気量が吸気努力によって変化することで、pH を正常に保ちやすく動いてくれます。さらに吸気圧を固定するため、過剰な気道内圧の上昇が起こりづらく、肺に対し愛護的な換気が行えます。

また、人工呼吸回路内やカフのリークなどが発生しても、気道内圧が一定になるまで送気してくれることで一回換気量の維持をしやすくなっています。

◆ デメリット
気道の急激な狭窄や閉塞、体位変換を行った後などに換気量が変化するため、必ずしも意図した換気量が維持されるとは限りません。また、一回換気量がどれくらいになる

かは一度圧を設定しなければわかりません。

◆ トピック

一回換気量が測定できなかった旧世代の人工呼吸器では、圧規定換気を用いた場合に適切な換気が行われているかの評価が困難であまり用いられませんでしたが、換気量が測定できるようになることでその問題点も解決しました。さらに人工呼吸器関連肺傷害の機序が明らかになるにつれ気道内圧の過度な上昇が起こらない圧規定換気のメリットが見直されています。

◆ 3. 圧補正量規定換気（PRVC、VC+、AutoFlow®、VTPC など）

◆ どんな動作？

量規定換気のような一回換気量の確保と、圧規定換気のような気道内圧の安定性の両方を併せ持った換気様式です。

量規定換気のように一回換気量を設定しますが、圧規定換気のような気道内圧が一定となる送気を行います。従来の量規定換気であれば急激に気道抵抗が上昇した場合であっても強引に設定換気量を送気するため気道内圧が高くなっていましたが、圧補正量規定換気は一回換気量を一時的に減らして換気を行い、徐々に気道内圧を上げて最終的に目標の一回換気量を維持します。

量規定換気と圧規定換気のいいとこ取りというよりも、従来から指摘されていた量規定換気のデメリットを改善した換気様式と表現したほうがよいでしょう。

◆ メリット

量規定換気では気道抵抗が高くなると気道内圧が上昇してしまい、肺に傷害を与えることもありましたが、圧補正量規定換気は気道内圧の急激な上昇を避けてくれるため、圧傷害のリスクを抑えてくれます。

◆ デメリット

基本的な動作は量規定換気ですが、気道内圧の変化が発生すると、その変化を抑えることを優先するため一回換気量が増減します。

◆ トピック

最近の人工呼吸器では画面上は量規定換気と表示されていても、この圧補正量規定換気にこっそり変更されている機種も少なくありません。量規定換気と圧補正量規定換気の見分け方は、「一回換気量を設定しているにもかかわらずグラフィックモニターの波形が圧規定換気のようになっている」ということです。

5　換気様式（量規定換気と圧規定換気）　**83**

？ ➡ ココが知りたい！

Q. 量規定換気と圧規定換気では、圧規定のほうが優秀ですよね？

A. **現在のところ予後に差はないので、慣れているほうを選択しましょう。**

　量規定換気と比較して圧規定換気は患者さんに優しい換気を行いやすいですが、予後に差はありません。むしろ圧規定換気に慣れていないならば、慣れている量規定換気で管理したほうが安全です。

第3章 設定と換気モード

6 換気方式（強制換気とサポート換気）

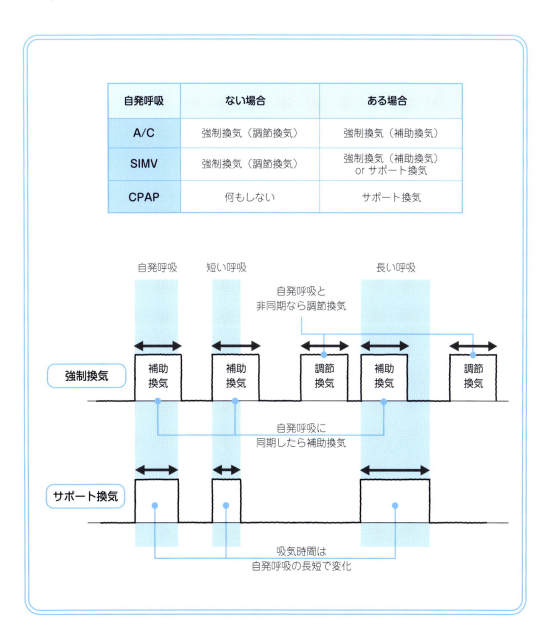

　換気方式とは人工呼吸器がどのように動くかを決める設定項目で、いわゆる「換気モード」と呼ばれるものです。モードにはたくさん種類があり、一見複雑そうに感じますが、実際のところは「自発呼吸のある場合」と「自発呼吸のない場合」に「強制換気」

と「サポート換気」をどのように行うかの違いでしかありません。メーカー各社でさまざまな名称を用いていますが、実際の違いは細かな点でしかありません。

そのため換気方式を大きく分類すると、

すべて強制換気を行うモード＝ A/C

強制換気とサポート換気を行うモード＝ SIMV

サポート換気のみを行うモード＝ CPAP

主にこの 3 種類のいずれかに分類されます。

1. 強制換気とサポート換気の違い

人工呼吸器が行ってくれる換気は、その性質から 2 種類に分類することができます。自発呼吸の有無によらず換気を行ってくれる強制換気と、自発呼吸に同期してサポートを行ってくれるサポート換気です。

前述した換気様式（→ p.81〜、第 3 章 -5 参照）とは、ここで挙げられている強制換気を一回換気量で設定するか吸気圧で設定するかの違いでしかなく、換気方式は自発呼吸のある場合とない場合に強制換気とサポート換気のどちらをどのように行うかの違いでしかありません。

つまり、人工呼吸器のモードを理解するには「強制換気の換気様式を何によって決めるか？」と「強制換気とサポート換気の組み合わせ」の 2 つを理解するだけでいいのです。

2. 強制換気

強制換気の設定は、一回換気量もしくは吸気圧と吸気時間で行います。強制換気のうち、患者さんの自発呼吸と同期した場合を補助換気（assist ventilation）、非同期の場合を調節換気（control ventilation）とも呼びます。

強制換気は吸気時間が固定であるため一回の換気量が安定しやすく、サポート換気と比べて患者さんの自発呼吸の強弱の影響を受けにくいのが利点ですが、十分な自発呼吸が行えるようになると、吸気時間が固定されているためファイティングを起こしやすくなります。

3. サポート換気

サポート換気は自発呼吸に同期して行います。強制換気との一番の違いは、サポート換気では吸気時間の設定がなく、患者さんの自発呼吸の長さに応じて送気を行う時間が変化することです。多くの場合、「圧による補助＝プレッシャーサポート」が一般的で

86

すが、一部の機種では「量による補助＝ボリュームサポート」を行うことも可能です。どちらも患者さんの実際に行った吸気の時間に応じたサポートを行ってくれるため、強制換気と比べてファイティングを起こしにくく、同調性が高いことから人工呼吸器からの離脱に向けて活用されます。

　サポート換気ではなく「補助換気」と呼ぶ機種もありますが、前述の「自発呼吸に同期した強制換気」も「補助換気」と呼ぶこともあるため、本書では混同しないために「強制換気」と「サポート換気」と名称を分けています。

7 A/C（アシストコントロール；補助調節換気）

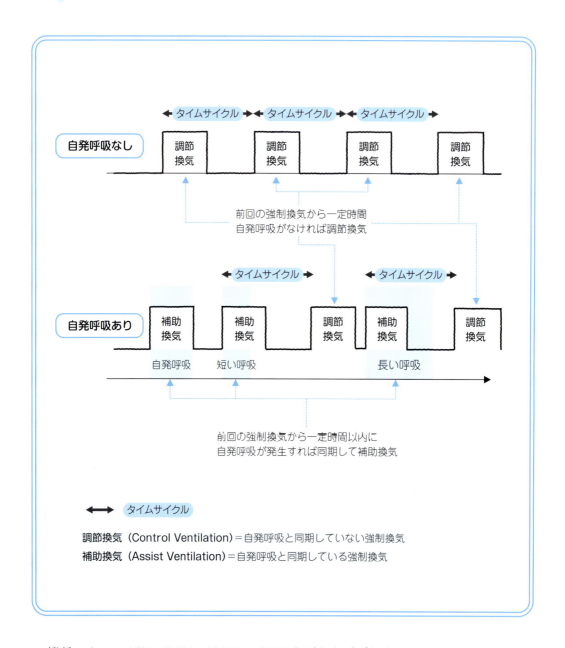

機種によって ACV、IPPV、CPPV、ACMV などとも呼ばれます。

1．必要な設定項目

　一回換気量もしくは吸気圧、吸気時間、吸気トリガー、換気回数、PEEP、酸素濃度、立ち上がり時間。

 ## 2．どんなモード？

　A/Cはすべての換気を強制換気で行うモードで、サポート換気を一切行いません。そのため設定項目にプレッシャーサポート圧や呼気感度といった、サポート換気に必要な設定項目がありません。

　強制換気は、自発呼吸がない場合に行われる調節換気と、自発呼吸に同期して行われる補助換気の2種類に分けられますが、自発呼吸に同期して行うかどうかの違いでしかなく、換気量や吸気時間などの一回の換気にかかわる動作は全く同じです。

　A/Cは略語で、アシストコントロールと読みますが、これはA/Cの動作である補助換気（assist ventilation）と調節換気（control ventilation）の2つを併せた名前になっています。

 ## 3．自発呼吸がない場合、ある場合

◆ 自発呼吸がない場合
　設定された回数に応じて強制換気（調節換気）を行います。

◆ 自発呼吸がある場合
　自発呼吸に同期して強制換気（補助換気）を行います。強制換気を行った後、タイムサイクル（→ p.68、換気回数の項を参照）が経過しても自発呼吸が出現しなければ、非同期で強制換気（調節換気）を行います。

 ## 4．適応はどんなとき？

　主な適応は人工呼吸器の導入期や、サポート換気では換気量が十分に維持できない急性呼吸不全が対象になります。サポート換気はあくまで自発呼吸に対するサポートでしかないため、吸気努力が弱いと一回換気量が減少してしまいます。しかし、A/Cは常に強制換気を行うことで、自発呼吸が弱くてもしっかりと強制換気を行ってくれます。逆に、自発呼吸がしっかりとしてくると強制換気はファイティングの原因となることもあるため、安定期では他のモードへ移行することもあります。

　また、自発呼吸トライアル（SBT）[1]（→ p.168〜、第6章-3参照）で人工呼吸器からの離脱が困難と判断された場合に呼吸筋疲労を改善する目的でも使用されます。呼吸筋

疲労からの回復には十分な補助と1日に近い休息が必要[2]とされ、すべての換気が強制換気であるA/Cを用いることが推奨されています。この場合はA/CとCPAPを交互に繰り返します。

◆ 5. 設定のポイント

A/Cではすべて強制換気なので、自発呼吸がなくても設定したとおりに換気を行ってくれます。しかし、自発呼吸が増えてくると強制換気との同調性が乱れることが増えてきます。患者さんの自発呼吸との同調性をしっかりと観察する必要があります。

圧規定換気では、吸気時間が短すぎたり長すぎたりするとファイティングや呼吸筋疲労の原因にもなりえます。

量規定換気では強制換気のうち自発呼吸と同期して行われる補助換気の場合、患者さんの吸気努力と補助換気で送る換気量のバランスが重要になります。換気量が不足すると気道内圧低下アラームが、換気量が多すぎると気道内圧上昇アラームが発生するので、これらの観察も必要です。

? ➡ ココが知りたい！

Q. A/CとSIMVの違いって何？

A. 強制換気のみか、サポート換気を使えるかの違いです。

A/Cは自発呼吸が出ると強制換気の回数が増えますが、SIMVは強制換気の回数が固定です。設定回数以上の自発呼吸はすべてサポート換気になります。

📖 引用・参考文献

引用・参考文献

1）Esteban, A. et al. A comparison of four methods of weaning patients from mechanical ventilation. Spanish Lung Failure Collaborative Group. N Engl J Med. 332 (6), 1995, 345-50.

2）Travaline, JM. et al. Effect of N-acetylcysteine on human diaphragm strength and fatigability. Am J Respir Crit Care Med. 156 (5), 1997, 1567-71.

第3章 設定と換気モード

8 SIMV（同期式間欠的強制換気）

トリガーウィンドウ

自発呼吸なし

| 調節換気 | 調節換気 | 調節換気 |

◄──── タイムサイクル ────►

自発呼吸あり

| 補助換気 | サポート換気 | 調節換気 | サポート換気 | 調節換気 |

自発呼吸　　　短い呼吸　　　　　　　　　　　長い呼吸

トリガーウィンドウ外の自発呼吸には
サポート換気を行う

トリガーウィンドウ内の自発呼吸には
強制換気（補助換気）を行う

調節換気＝自発呼吸と同期していない強制換気
補助換気＝自発呼吸と同期している強制換気

8　SIMV（同期式間欠的強制換気）　91

1. 必要な設定項目

　一回換気量もしくは吸気圧、吸気時間、吸気感度、呼気感度、換気回数、PEEP、プレッシャーサポート圧、酸素濃度、立ち上がり時間。

2. どんなモード？

　SIMV は強制換気とサポート換気の混在したモードで、設定した回数のみ強制換気を行います。自発呼吸があれば設定した回数までは同期して強制換気（補助換気）を行いますが、設定回数以上の自発呼吸に対してはサポート換気を行います。強制換気の回数を増やすと A/C のような動作に近づき、回数を減らすと CPAP に近い動作を行います。

ココが知りたい！

Q. 人工呼吸器の SIMV と、NPPV の S/T モードはほとんど同じですよね？
A. 全く別物です。
　どちらも強制換気とサポート換気の両方を設定しますが、SIMV は強制換気の回数が固定であるのに対して、S/T モードは自発呼吸の回数が増えると強制換気の回数が減少します。

3. 自発呼吸がない場合、ある場合

◆ 自発呼吸がない場合

　設定された回数に応じて強制換気（調節換気）を行います。つまり、自発呼吸がなければ A/C と同じ動作になります。

◆ 自発呼吸がある場合

　強制換気は常にタイムサイクルで行われますが、強制換気を行うタイミングの直前に吸気トリガーウィンドウと呼ばれる時間が存在し、吸気トリガーウィンドウ内で自発呼吸が出現すると同期して強制換気（補助換気）を行ってくれます。吸気トリガーウィンドウ外で行った自発呼吸に対してはサポート換気を行います。

　自発呼吸が増えても設定した回数以上の強制換気は行わず、残りはすべてサポート換気になります。

? ココが知りたい！

Q. SIMV は自発呼吸と同期するモードですよね？

A. もちろん同期します。むしろ、自発呼吸と同期しないモードのほうが少ないです。

SIMV は自発呼吸と同期しますが、A/C も CPAP も同期します。むしろ自発呼吸と同期しないモードはほとんどないため、SIMV ＝同期するモードという覚え方は、あまり適切ではありません。

◆ 4. 適応はどんなとき？

ある程度しっかりと自発呼吸が行えるようになってくると、SIMV を用いることがあります。

私たちの自発呼吸は一定ではなく、さまざまな条件によって、呼吸の強さや時間が変わります。しかし、人工呼吸器の強制換気は条件が固定されているため、自発呼吸が安定すればするほど同調性が悪くなり、ファイティングの原因となります。そこで SIMV を用いることで必要最低限の強制換気で安全性を、同調性の高いサポート換気で快適性を確保することができ、さらに強制換気の回数を減らしていくことで CPAP に近づくことから、人工呼吸器の離脱にも用いられます。

しかし、SIMV を併用した人工呼吸器の離脱法は、離脱するまでの期間を延長させることが複数の研究で示されている[1,2]ことから、現在では離脱に SIMV を用いることはあまり推奨されていません。

? ココが知りたい！

Q. 自発呼吸が出たら A/C から SIMV に変えないとだめですよね？

A. 自発呼吸が出ても、A/C で全く問題ありません。

過去の人工呼吸器は「強制換気モード（CMV）＝自発呼吸を無視して換気を行う」しかできなかったため自発呼吸の出現に併せて SIMV に変更してしまいましたが、現在主流の A/C は自発呼吸ときちんと同期するので、必ずしも SIMV にしないといけないことはありません。むしろ前述の人工呼吸器離脱に関する研究のように、SIMV がネガティブな効果をもたらしうる場面もあるので注意が必要です。

◆ 5. SIMV の設定のポイント

SIMV は強制換気の回数が固定になっているのがポイントです。最小限の強制換気の回数を設定することで鎮静下であっても最低限の換気量を維持しつつ、サポート換気で同調性を確保しましょう。また、設定変更を行う場合は、強制換気とサポート換気の両

方を変更するのを忘れないようにしましょう。

引用・参考文献

1) Esteban, A. et al. A Comparison of Four Methods of Weaning Patients from Mechanical Ventilation. N Engl J Med. 332, 1995, 345-50.

2) Brochard, L. et al. Comparison of three methods of gradual withdrawal from ventilatory support during weaning from mechanical ventilation. Am J Respir Crit Care Med. 150 (4), 1994, 896-903.

第3章　設定と換気モード

9　CPAP（持続気道陽圧）

自発呼吸なし

自発呼吸がなければ強制換気もサポート換気も行わない

自発呼吸あり

| サポート換気 | サポート換気 | サポート換気 |

自発呼吸　　　短い呼吸　　　　　　　　長い呼吸

サポート換気の時間は自発呼吸の長さに合わせて変化する

機種によって SPONT、自発呼吸モードなどとも呼ばれます。

1．必要な設定項目

吸気感度、呼気感度、PEEP、プレッシャーサポート圧、酸素濃度、立ち上がり時間。

? ➡ ココが知りたい！

Q. CPAP と PEEP の違いって何ですか？

A. モード名と設定項目の違いです。

　CPAP は強制換気を行わないモード名で、PEEP は呼気終末時の気道内圧を設定する項目です。モードの説明で「CPAP は気道内圧を陽圧にするモードです」という解説が多いので混乱しやすいのですが、侵襲的な人工呼吸器（気管挿管や気管切開）で気道内圧を陽圧にしないモードは存在しませんし、PEEP はすべてのモードに付加できる設定項目です。CPAP はサポート換気のみのモードと覚えましょう。

◆ 2．どんなモード？

　CPAP はサポート換気のみのモードで、自発呼吸が出現すると同期してサポート換気を行います。しかし、自発呼吸がなければ強制換気を一切行わないため、自発呼吸が十分であることが使用の絶対条件となります。

　サポート換気を入れない設定も可能ですが、気管チューブが挿入されている状態はストローをくわえて呼吸をするようなものであり、必要以上の負担がかかるため、呼吸筋疲労などの原因とならないようにサポート換気は必ず併用します。

? ➡ ココが知りたい！

Q. 人工呼吸器の CPAP と、NPPV の CPAP は同じですよね？

A. 近い部分もありますが厳密には違います。

　人工呼吸器の CPAP はサポート換気を併用できますが、NPPV の CPAP はサポート換気を併用できません。人工呼吸器の CPAP でサポート換気を併用しないケースはまれなので、むしろ NPPV の S モードや S/T モードのほうが動作としては人工呼吸器の CPAP に近いです。

◆ 3．自発呼吸がない場合、ある場合

◆ 自発呼吸がない場合
　強制換気を行わないため使用できません。

◆ 自発呼吸がある場合
　自発呼吸に同期してサポート換気を行います。

4．適応はどんなとき？

　CPAPは強制換気を一切行わないため、ある程度の吸気努力と安定した呼吸回数があるのが第一の前提になります。また、サポート換気は強制換気と比べて同調性が高いため、強制換気ではファイティングを起こすような症例でも用いられます。

　最近では自発呼吸トライアル（SBT）（→ p.168〜、第6章-3参照）にも用いられます。ただし、SBTで用いる場合は30〜120分程度で、SBTをクリアできなかった場合はA/Cへ戻すことが推奨されています。

 5．設定のポイント

　CPAPは自発呼吸がしっかりとしていることが原則のモードです。そのため呼吸状態の評価を行う必要があります。特に呼吸補助筋を使った努力呼吸を起こしていないか、一回換気量が目標の換気量を満たしているかなどを見ていく必要があります。また、人工呼吸器離脱のためのSBTで用いる場合は、患者さんのバイタルサインだけでなく表情や訴えなどにも目を配る必要があります。

　十分な自発呼吸ができるようになっていても、気管チューブが挿入されている状態はストローをくわえて呼吸をしているようなものなので、プレッシャーサポートは必ず併用しましょう。必要なプレッシャーサポートが設定されていなければ、呼吸筋疲労を起こして逆に人工呼吸器からの離脱が遅れる可能性があります。少なくとも5cmH₂O程度のサポート圧を設定しておき、努力呼吸が見られるようであればサポート圧を上げていきましょう。

BIPAP（二相性気道陽圧）

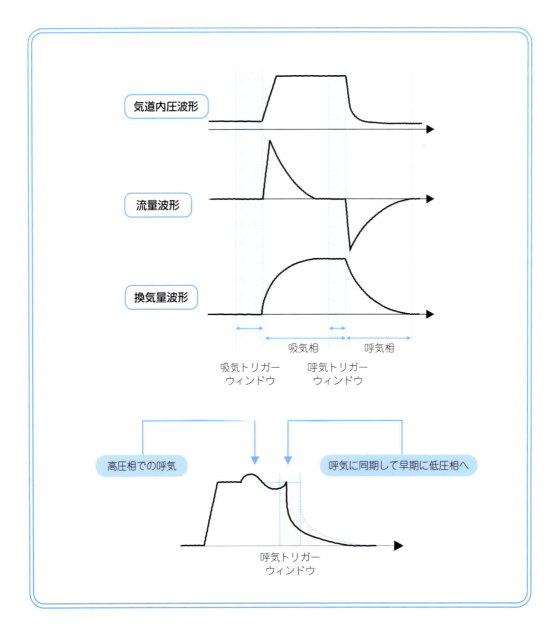

　機種によってBiLEVEL、DuoPAP、Bi-Vent、PCV+、BIPHASICなどとも呼ばれます。

1. 必要な設定項目

吸気圧、吸気時間、吸気感度、呼気感度、換気回数、PEEP、プレッシャーサポート圧、酸素濃度、立ち上がり時間。

2. どんなモード？

　BIPAP はドレーゲルメディカル社が開発したモードで、CPAP と圧規定換気のよいところを併せた非常に汎用性が高いモードで、最近の高規格型人工呼吸器にはほぼ標準搭載されるようになっています。しかし、各メーカーが独自の名称を用いているため、同様のモードであっても名称が異なるため注意が必要です。ここではドレーゲルメディカル社の BIPAP をもとに解説していきたいと思います。

　換気様式は圧規定換気のみで、動作は二相性気道陽圧という名称が示すように CPAP の圧を一定周期ごとに変更する、CPAP の発展応用モードです。

　一定周期ごとに吸気圧と PEEP を繰り返す動作をするため、一見すると PC-SIMV と同じような動きをしますが、一番の違いはその自発呼吸に対する自由度です。一般的なモードであれば吸気時間中に呼気を行おうとしても呼気弁が閉じているため吐くことはできませんが、BIPAP は吸気時間も呼気時間もどちらも CPAP であるため、吸気時間に呼気を行うことや、呼気時間に吸気を行うことが可能で、これまでの既成概念から外れた自由な呼吸をすることができます。

3. 自発呼吸がない場合、ある場合

◆ 自発呼吸がない場合
　設定された回数に応じて強制換気（調節換気）を行います。

◆ 自発呼吸がある場合
　自発呼吸の回数が設定した換気回数以下の場合、自発呼吸が出現すると同期して気道内圧を吸気圧まで上昇（補助換気）させます。強制換気の回数は換気回数で設定した回数以上は行わないため、呼気時間中の自発呼吸に対してはすべてサポート換気になります。

　BIPAP には、吸気トリガーウィンドウと呼気トリガーウィンドウという、自発呼吸を感知するトリガーウィンドウが存在します。

　強制換気は SIMV と同様にタイムサイクルで行われます。吸気トリガーウィンドウ内で自発呼吸が出現すると同期して強制換気（補助換気）を行ってくれます。吸気トリガーウィンドウ外で行った自発呼吸に対してはサポート換気を行います。

　SIMV との違いは、吸気時間の終末期に呼気トリガーウィンドウが存在することです。

呼気トリガーウィンドウ内で呼気を検出すると、呼気に合わせてPEEPまで気道内圧を下げてくれます。呼気トリガーウィンドウ外の呼気は、気道内圧を吸気圧に保ちつつ呼気を行うことができます。

 4．適応はどんなとき？

　BIPAPはPC-SIMVと同じ使い方もできますが、換気回数や吸気圧を下げていくとCPAPと同じ設定にすることも可能です。また、強制換気を行ってもファイティングを起こさないため、自発呼吸の強弱やムラにも対応しやすく、導入初期から離脱まで使用可能なモードです。

　特に吸気時間中であっても自由に呼気を行うことができ、ファイティングを起こさないため通常よりも長い吸気時間を設定することも可能となり、換気不均等分布の改善や平均気道内圧の増加を意図的に行うこともできます。非常に汎用性が高く、軽症から重症まで幅広く使え、導入期から離脱までBIPAPひとつで対応することも可能です。

❓ ココが知りたい！

Q. BIPAPとBiPAP®の何が違うの？

A. それぞれモード名と商品名で、全くの別物です。
　　読み方はどちらも「バイパップ」ですが、2文字目が大文字の「I」であれば人工呼吸器のモード名です。小文字の「i」であればNPPV専用人工呼吸器の商品名で、特定の機種を指すため使用するときには注意が必要です。

 5．設定のポイント

　BIPAPはPC-SIMVのような動作をしますが、基本的にすべての時相でCPAPのように自由に呼吸を行うことができ、ファイティングを起こしません。そのため、従来の強制換気では自発呼吸との同調性を考慮して吸気時間を設定していましたが、BIPAPでは必要に応じて吸気時間を自由に設定することが可能になりました。

　従来のモードよりも同調性をより高くするため、呼気トリガーウィンドウ内で呼気を検出した場合、吸気時間が設定より短くなることがあります。

第3章 設定と換気モード

11 APRV（気道圧開放換気）

気道内圧波形

流量波形

換気量波形

高圧相　低圧相

流量波形

最大流量の50〜75%に
低下したら吸気に移る

呼気流量が100L/minであれば
75〜50L/minまで低下したら

100%

50〜75%

最大流量

11　APRV（気道圧開放換気）　101

1. 必要な設定項目

High PEEP（吸気圧に相当）、High Time（吸気時間に相当）、Low PEEP（PEEP に相当）、Low Time（呼気時間に相当）、酸素濃度、立ち上がり時間。

※機種によっては吸気感度、呼気感度、プレッシャーサポート圧も設定可能です。また、Low Time ではなく換気回数で設定する機種もあります。

2. どんなモード？

APRV も CPAP の発展応用モードです。APRV は高規格型人工呼吸器であれば標準搭載されるようになったモードですが、もともとはドレーゲルメディカル社が開発したモードです。重症呼吸不全において非常に使いやすいモードであることから、他のメーカーも追従して搭載していますが、メーカーごとに若干動作に違いがあるため、ここではドレーゲルメディカル社製人工呼吸器に搭載されている最もベーシックな APRV をもとに解説します。

APRV は高圧相と低圧相の 2 つの時相を一定周期で繰り返します。

◆ 高圧相

High Time で設定した時間、気道内圧を非常に高い High PEEP で維持し、その中で自発呼吸を行います。非常に長く 5〜15 秒程度で設定します。プレッシャーサポートを設定できる機種もありますが、最高気道内圧が上昇するためあまり併用しません。

◆ 低圧相

Low Time で設定した時間だけ呼気弁を開放し、気道内圧を Low PEEP まで下げます。このとき Low PEEP は必ず $0cmH_2O$ に設定します。Low Time は呼気流量が最大値から 50〜75％まで低下すると高圧相になるよう設定し、多くの場合 1 秒未満となります。

◆ APRV の特徴

APRV の一番のポイントは高くて長い高圧相と、ほんの一瞬で終わる低圧相の組み合わせによって、平均気道内圧を高く維持しつつも最高気道内圧を低く保つことができる点です。基本的には自発呼吸によって換気を行いますが、一定周期で入る高圧相と低圧相の組み合わせで呼気補助が行われることで二酸化炭素の蓄積を防いでくれます。

動作としては BIPAP と近いモードですが、①吸気時間と呼気時間が常に固定であること、② Low PEEP は $0cmH_2O$ に設定すること、③低圧相の時間を短くすることで肺内の空気を吐ききらせないこと、④プレッシャーサポートは付加できないこと、⑤自発呼吸と同期しないこと、などが大きな違いになります。

通常 PEEP を $0cmH_2O$ まで下げると肺胞が虚脱してしまいますが、APRV はとても短い時間だけ PEEP を $0cmH_2O$ に下げて、すぐに気道内圧を戻します。こうすること

で気道内圧が下がっても肺胞内に空気を残した状態を維持することで虚脱を防いでくれます。

通常のモードでは吸気補助を行うのが一般的ですが、APRVは呼気補助を行うことで換気補助を行います。

3. 自発呼吸がない場合、ある場合

◆ 自発呼吸がない場合
一定周期で高圧相と低圧相を繰り返します。

◆ 自発呼吸がある場合
一定周期で高圧相と低圧相を繰り返します。吸気感度も呼気感度もなく同期もしませんが、基本はCPAPであるため、高圧相と低圧相の区別なく自由に呼吸ができます。

4. 適応はどんなとき？

通常のモードではPEEPに吸気圧をかけて吸気補助を行いますが、非常に高いPEEPが必要な症例では吸気補助を行うと最大気道内圧がさらに高くなり、圧傷害の原因ともなりえます。

しかしAPRVはHigh PEEPとLow PEEP（常に0cmH₂O）の圧較差で呼気補助を行うため、High PEEPの設定値が高ければ高いほど呼気補助効果は高くなることから、非常に高いPEEPを必要とする重症呼吸不全が主な適応になります。逆に、高いPEEPを必要としない症例では呼気補助効果が低いため、むしろ通常のモードのほうが換気効率はよくなります。

周期的に強制換気を行うため自発呼吸がなくても使えますが、APRVは自発呼吸を十分に出すことで呼気補助効果が最大限得られます。

5. 設定のポイント

APRVは非常に高く長いHigh PEEPが特徴です。High PEEPは初期設定で5秒程度から設定します。換気補助はHigh PEEPとLow PEEP（必ず0cmH₂O）の圧較差による呼気補助が中心になるため、High PEEPが高いほど換気補助効果が高く、High PEEPが低いほど補助効果が受けられにくくなります。そのため、High PEEPが20cmH₂O以上であれば有効な呼気補助を得られますが、それ以下であれば呼気補助効果が小さくなります。筆者は必要なPEEPが、① 20cmH₂O以上であればAPRV、② 20cmH₂Oより低ければBIPAPを選択しています。

また、呼気時間が長すぎると肺胞が虚脱してしまうため、呼気の最大流量が50～75

11 APRV（気道圧開放換気） 103

％程度より低下しないように呼気時間を設定します。およそ1秒を超えることはなく、0.6〜0.8秒程度になることが多いです。

? ココが知りたい！

Q. ARDS に APRV を使うと早くよくなりますよね？

A. **ARDS によいモードというよりは、高い PEEP が必要な症例に使いやすいモードです。**
　APRV は高い PEEP が必要な症例に使いやすいだけで、重症例でないと使ってはいけないわけではありません。ただ、PEEP が低いと換気補助効果があまり得られないので、軽症例では積極的に選択するモードではありません。結果として、ARDS のような重症例に使うことが多いだけです。

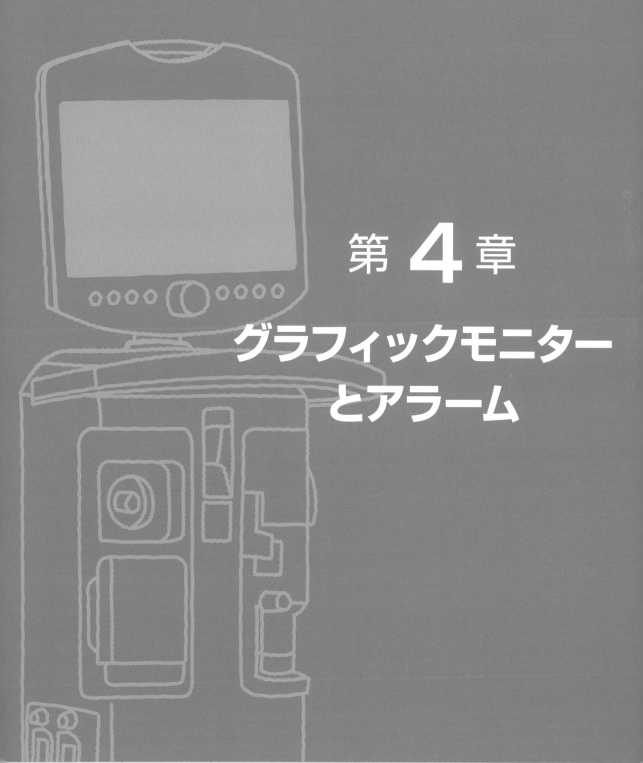

第4章

グラフィックモニターとアラーム

第4章 グラフィックモニターとアラーム

1 グラフィックモニターの種類

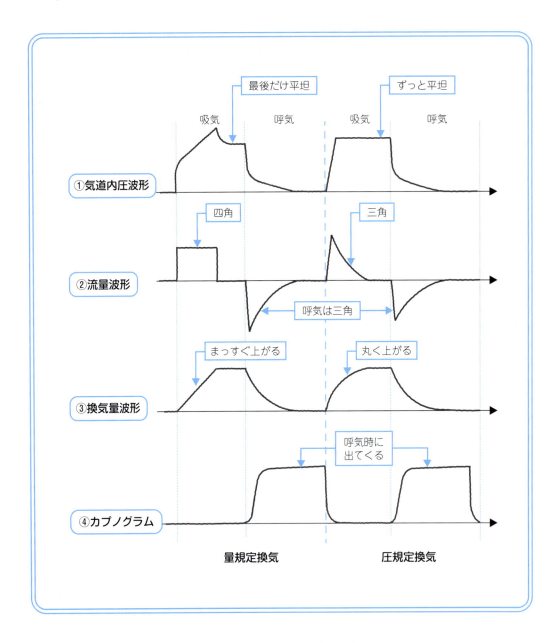

　グラフィックモニターは人工呼吸器で得られる情報を数値としてではなく、リアルタイムに波形として描出することで、換気を行う際のさまざまな情報を視覚的にとらえるためのツールです。

グラフィックモニターは最近の人工呼吸器には標準搭載されることが多くなりました。グラフィックモニターは主に、①気道内圧波形、②流量（フロー）波形、③換気量波形の3つで構成されますが、最近ではさらに、④カプノグラム（EtCO₂）波形を含めた4波形表示することも可能な機種が増えてきています。さらに気道内圧、流量、換気量を組み合わせ、ループ波形として表示することで、それぞれの関係性を描出することも可能です。

実臨床ではこれらの波形を複数表示することで、より多くの情報を得ることが可能となります。

 1．気道内圧波形

気道内圧波形とは気道内の圧力を縦軸に、時間を横軸に表した波形で、気道内圧が上昇すると波形は高くなり、低下すると波形は低くなります。人工呼吸器は陽圧換気を行うので吸気時に気道内圧波形は上昇し、呼気時には低下するといった波形になります。

単位はcmH₂Oが一般的ですが、機種によってはmbar（ミリバール）やhPA（ヘクトパスカル）といった表記の場合もあるため注意が必要です。ただし、1mbarと1hPaは同じ値で、1cmH₂O ≒ 0.981mbarと近似しているため、臨床的にはほぼ同一値としてとらえます。

特に量規定換気は基本的に吸気流量が固定であるため、肺コンプライアンスや気道抵抗の変化などは主に気道内圧波形に描出されます。

2．流量（フロー）波形

流量波形はガス流量を縦軸に、時間を横軸に表した波形で、吸気と呼気で上下します。単位はL/minが一般的で、流量がない状態（0L/min）を基線とし、吸気流量が増えるほど波形はプラス側へ、呼気流量が増えるほどマイナス側へ表示されます。

圧規定換気は気道内圧を一定に保つよう吸気流量を変化させているため、肺コンプライアンスや気道抵抗の変化などは主に流量波形に描出されます。

また、呼気は人工呼吸器のモードによらず、すべて肺コンプライアンスと気道抵抗に従って呼出されるため、呼気時の異常や変化は主に流量波形に描出されます。

 3．換気量波形

換気量とは一般的に、設定された一回換気量＝吸気換気量（V_TI）、もしくは測定された量＝呼気換気量（V_TE）を指しますが、グラフィックモニターにおける換気量波形はその時々の肺内容量を示します。本書において換気量とは、設定された一回換気量、も

1　グラフィックモニターの種類　　**107**

しくは測定された量を指し、各時相における肺内の容量を肺内容量と表現します。

　換気量波形は肺内容量を縦軸に、時間軸を横軸に表した波形で吸気時には増加、呼気時には減少することで、波形の高さがその時相における肺内容量を示します。単位は L もしくは mL で表記されます。

　換気量は直接測定しているのではなく、流量（フロー）センサーで測定された値を積分（合計）しているため、回路内リークや呼気時間不足など、流量がセンサーを通過しなかった場合に、本来ならば肺内容量は基線である 0mL に戻るはずですが戻らないことや、逆に吸気換気量よりも多く吐くことで基線を下回る＝波形がマイナスになることもあります。

4．二酸化炭素呼出曲線（カプノグラム）[1]

　カプノグラムは呼気中に含まれる二酸化炭素分圧を縦軸に、時間を横軸に表されます。単位は分圧であるため mmHg で表記されます。呼気中に含まれる二酸化炭素分圧（EtCO$_2$）を測定し、換気状態を評価するために用いることが多いですが、その波形や経時的な変化を評価することで人工呼吸管理において有用な情報源となります。

　血液ガス分析で測定できる PaCO$_2$ と値は比例し、正常であれば EtCO$_2$ ＋ 5mmHg ≒ PaCO$_2$ 程度となります。ただし、肺胞低換気や末梢気道閉塞など呼出障害があると EtCO$_2$ と PaCO$_2$ の値は乖離していくので注意が必要です。

　また、送気ガスや大気には二酸化炭素はほぼ含まれないため、呼吸が停止した場合や換気が中断されると EtCO$_2$ は測定されなくなります。これにより、回路外れや呼吸停止を早期に発見でき、安全管理目的としても有用です。

引用・参考文献
1) Drager Medizintechnik GmbH．Curves and Loops in Mechanical Ventilation．東京，ドレーゲル・メディカルジャパン，2003，8-32．

第4章 グラフィックモニターとアラーム

2 量規定換気（VCV）波形の特徴

吸気相　呼気相

吸気時間　吸気ポーズ　呼気時間　呼気ポーズ

C 最高気道内圧

気道抵抗を反映

プラトー圧

B　D　E

肺コンプライアンスを反映

A

PEEP

時間

量規定換気の気道内圧波形

空気が通りやすいと
ここが低くなる

空気が通りにくいと
ここが高くなる

低　気道抵抗　高

量規定換気時の気道抵抗の変化

肺が硬いと
ここが高くなる

肺が柔らかいと
ここが低くなる

低　肺コンプライアンス　高

量規定換気時の肺コンプライアンスの変化

2　量規定換気（VCV）波形の特徴　**109**

2000年以前に販売されていた人工呼吸器のほとんどは、量規定換気が中心で送気パターンは矩形波が中心でしたが、現在は漸減波や漸増波、圧補正量規定換気などによって自然な送気を行いやすくなりました。ここでは量規定換気において最もスタンダードかつ、呼吸状態の判断を行いやすい矩形波を前提に解説します。

　量規定換気は一定流量で送気を行うため、流量波形は基本的に固定の矩形波（四角い波形）を描きます。そのため、吸気時の患者さんの肺内情報は主に気道内圧波形に描出されます。気道内圧は人工呼吸器および患者さんの肺コンプライアンス成分と抵抗成分に由来しますが、人工呼吸器に由来する成分は設定を変更しなければ一定なので、気道内圧波形の変化は患者由来のものになります。

　それに対して呼気は胸郭の収縮に伴い呼出されるため、呼気時の主な変化の情報は流量波形に描出されます。

 1. 量規定換気における気道内圧波形[1]

　以下、前ページ図の「量規定換気の気道内圧波形」を基に解説します。
A-B：気道内圧は送気の開始とともに急激に上昇します。これは気道抵抗成分の影響によるもので、気道抵抗が高くなればなるほど気道内圧の上昇は早くなります。
B-C：やがて肺胞にガスが到達し、肺胞が膨らみはじめます。気道内圧は直線的に上昇を続け、最高気道内圧（Ppeak）となります。
C-D：点Cまで達すると人工呼吸器からの送気は終了します。最高気道内圧に達した後、送気終了に伴い急激な圧の低下が発生します。
D-E：人工呼吸器の吸気弁、呼気弁ともに閉じ、ポーズ時間を作ることで空気の入りやすい肺胞から入りにくい肺胞へのガス移動が行われるプラトー圧（Pplat）となります。このプラトー圧が実際の肺胞にかかっている圧とされています。
E-F：呼気の排出に伴い、プラトー圧からPEEPまで気道内圧が低下します。このときの気道内圧の低下は気道の抵抗に依存します。

2. 量規定換気における流量波形（→ p.106、4章-1 図を参照）

　吸気相では吸気の開始とともに一定流量で送気を開始します。この際の波形は矩形波を示し、設定した吸気時間だけ送気を行います。設定した吸気時間を経過すると吸気弁と呼気弁をどちらも閉じることでプラトー時間を作ります。この間、定常流を除くすべての流量が停止することで肺内ガスの再分配が行われます。

　続いて呼気相に移ると、プラトーの終了に伴い呼気流量が下向きに発生します。呼気流量は受動的に行われるため、人工呼吸器のモードの影響を受けず、肺や気道のコンプライアンスと抵抗の影響によって変化します。呼気初期に流量は最大となり、漸減波と

なり減少していきます。流量波形を積分したものが呼気換気量になりますが、リークやAuto PEEPなどが発生しなければ吸気流量と呼気流量の面積は同じになります。

3. 量規定換気における換気量波形（→ p.106、4章-1図を参照）

　矩形波では一定流量で送気が行われるため、肺内容量も一定の速度で増加し、プラトー時間に移行します。プラトー時間中は吸気弁・呼気弁ともに閉じるためフローは停止しており、波形は一定の容量を保ったまま、つまり平坦な波形になります。プラトー時間の終了に伴い呼気に転じることで肺内容量は低下していきます。

ココが知りたい！

Q. 量規定換気のはずなのに気道内圧波形が平坦になっているのはなぜ？

A. 量規定換気ではなく、圧補正量規定換気になっていませんか？
　最近の人工呼吸器では初期設定が純粋な量規定換気ではなく、圧補正量規定換気となっていることが多くなっています。換気の設定は一回換気量で行いますが、PRVC、VC＋といったモードやAutoFlow®を付加した場合、量規定換気であっても圧規定換気と同じ波形になるのでそちらのページを参照してください。

引用・参考文献

1) Nakazawa, K. Respiratory Care during Lung Resection. Anesthesia 21 Century. 14（43）, 2012, 12.

第4章 グラフィックモニターとアラーム

3 圧規定換気（PCV）波形の特徴

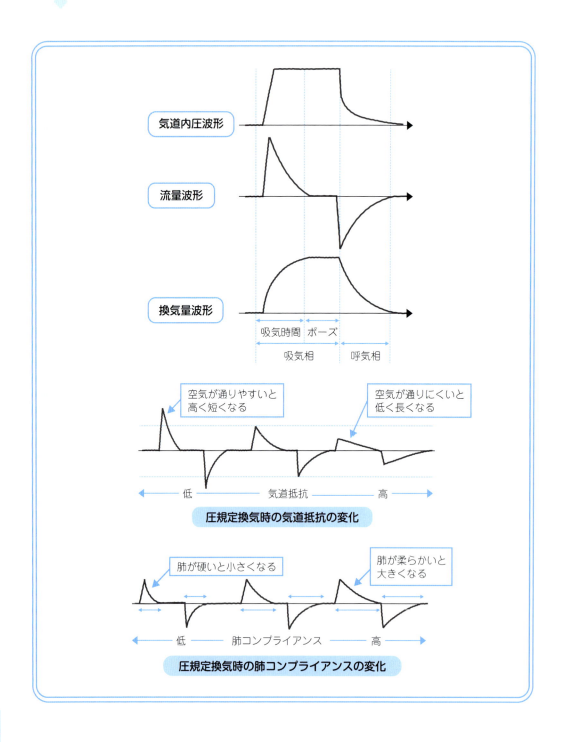

圧規定換気は設定気道内圧を一定に保つ換気様式なので、気道内圧波形の高さが固定されます。そのため、吸気時の気道抵抗や肺コンプライアンスなどは流量波形に描出されるのが特徴です。
　同じように圧で管理するプレッシャーサポートと似た波形になりますが、圧規定換気は吸気時間が固定である点がプレッシャーサポートと大きく異なります。

1. 圧規定換気における気道内圧波形

　吸気の開始に伴い、立ち上がり時間で設定した時間で気道内圧は上昇し、設定吸気圧＝最大気道内圧となります。その後、吸気時間で設定した秒数だけ気道内圧を保持し続けますが、吸気流量はすべての肺胞が設定圧で拡張されるまで発生し続けます。肺内がガスで満たされて吸気流量が停止すると、残りの時間がプラトー時間となりますが、気道内圧は一定なので気道内圧波形のみでプラトー時間を見分けるのは困難です。
　圧規定換気の場合、吸気流量および呼気流量がどちらも完全に停止している状態であれば一回換気量（V_T）を吸気圧（P_{insp}）と PEEP の差で割ることで肺コンプライアンス（C）を計算することができます。

$$C = V_T / (P_{insp} - PEEP)$$

　吸気時間が経過すると呼気に転じ、気道内圧は速やかに PEEP の値まで低下します。呼気は受動的に行われるため、量規定換気と同じ波形となります。

2. 圧規定換気における流量波形

　吸気の開始ともに上昇し、漸減波（減少していく波形）となります。設定吸気圧（P_{insp}）は一定なので、この際の流量（$\dot{V}_{insp}$）は気道抵抗 R の影響を受けるため、抵抗成分が高ければ最大流量は減少し、低ければ最大流量は増加します。
　圧規定換気における一回換気量は、肺コンプライアンスによって決定されるため抵抗成分の影響を受けませんが、流量が減少すれば一回換気量を得るための時間が増加し、最大流量に比例して吸気時間、呼気時間ともに増減します。ただし、吸気時間や呼気時間が十分であり、どちらも流量が基線に戻ることが前提となります。
　圧規定換気において一回換気量は肺コンプライアンスに影響を受けます。一回換気量は流量波形の積分値＝波形の面積となるため、肺コンプライアンス（C）の低下は面積の減少となります。結果として圧規定換気では吸気圧は固定なので肺コンプライアンスの変化に伴い一回換気量が増減します。

? ⟿ ココが知りたい！

Q. 気がついたら吸気流量波形の頂点が丸いんですけど、なぜですか？

A. 設定吸気圧が不足しているか、気道抵抗が上昇しているかもしれません。

　通常、圧規定換気は三角形のような波形になりますが、設定吸気圧が低かったり気道抵抗が高かったりすると本来の自発呼吸の流量波形であるサインカーブになります。これは努力呼吸を行っている可能性を示唆しています。呼吸補助筋を使っていないか、気道分泌物が貯留していないかなど評価していきましょう。

◆ 3. 圧規定換気における換気量波形

　吸気の開始とともに上昇していきますが、量規定換気が直線的に上昇するのに対し、圧規定換気では流量波形の漸減波の影響を受け、やや凸型の曲線となります。肺内がガスで満たされて吸気フローが停止すると、残りの吸気時間がプラトー時間となり、肺内容量の増加が停止し、吸気時間の終了まで一定の肺内容量を維持します。ただし気道抵抗の増減によって送気時間が変化するため、場合によってはプラトー時間が発生しないこともあります。

　呼気波形は量規定換気と同じ原理で行われるため、同じ波形となります。

? ⟿ ココが知りたい！

Q. 圧規定換気だと換気量が安定しないって本当ですか？

A. 体位や状態によって換気量は変化しますが、安定しないことはないですよ。

　圧規定換気は体位や状態の影響を受けるため、換気量が変化することは珍しくありませんが、一呼吸ごとの換気量が大きく増えたり減ったりと変わることはなく、その体位、状態に応じた安定した換気量となります。

第4章 グラフィックモニターとアラーム

4 プレッシャーサポート（PS）波形の特徴

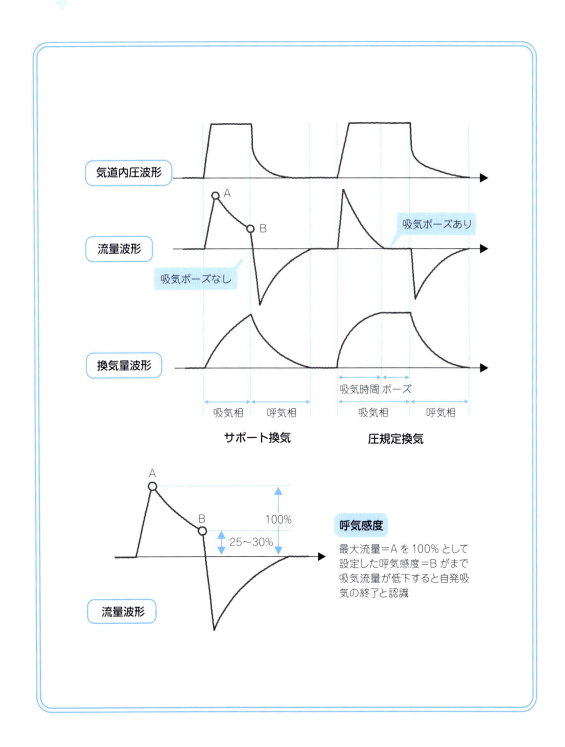

1. 気道内圧波形

　プレッシャーサポートの気道内圧波形は圧規定換気と似通った波形になりますが、圧規定換気の吸気時間が固定であるのに対し、プレッシャーサポートは自発呼吸の吸気努力に応じて変化するため、吸気時間が一定ではありません。

　また、圧規定換気であれば吸気ポーズによって肺コンプライアンスの測定が可能ですが、プレッシャーサポートはその特性上、必ずしも自発吸気が終了しているとは限らないため、正確な肺コンプライアンスを測定するのは困難です。

2. 流量波形

　プレッシャーサポートは圧規定換気と同様に漸減波パターンになりますが、吸気終了のタイミングを呼気感度設定で決定します。

　呼気感度設定とは「サイクルオフ」「Esens」などさまざまな名称がありますが、すべてプレッシャーサポートの吸気の終了を検出する感度を指します。吸気の終了を見つけるためにまず最大吸気流量を測定します。次に最大吸気流量を100%（前ページ図の点A）とし、吸気流量が低下し、呼気感度の設定値（同点B）となった時点で吸気の終了とします。

　例えば「最大吸気流量が50L/分」かつ「呼気感度の設定値が25%」の場合、吸気流量が12.5L/分まで低下した時点で人工呼吸器は吸気が終了したと認識して呼気に移ります。一般的には25〜30%が初期設定値とされています。

　呼気感度設定は感度が高すぎると吸気が早期に終了し、低すぎると延長してしまいます。設定を変更する場合は自発呼吸との同調性を確認し、調整を行う必要があります。

ココが知りたい！

Q. 圧規定換気の強制換気とプレッシャーサポートの波形の見分けかたを教えてください。

A. 吸気流量波形の形で見分けることができますよ。

　前ページ図の流量波形を見てください。圧規定換気による強制換気は、吸気流量波形が三角形になっていますが、プレッシャーサポートは吸気ポーズがないので吸気流量波形が点Bのところで突然基線に戻ります。仮に、すべての波形が突然基線に戻っていたら強制換気の吸気時間が不足しているかもしれません。また、機種によっては強制換気とプレッシャーサポート波形の色を分けてくれています。

3. 換気量波形

　プレッシャーサポートは吸気流量が低下し、呼気感度設定値まで低下すると吸気時間が終了するため、圧規定換気のような吸気ポーズが存在しません。そのため換気量波形は圧規定換気と同様に上昇しますが、プラトー時間が発生せず、吸気の終了とともに速やかに呼気に移ります。

 4. プレッシャーサポートのこんな波形に要注意！

　プレッシャーサポートは強制換気と比較して同調性が高いとされていますが、もちろん完璧なものではありません。特に呼気感度の設定が不適切な場合、吸気を行いたいのに送気をやめてしまうことや、逆に呼気を行えずにファイティングすることもあります。

ココが知りたい！

Q. ボリュームサポートはどんな波形になるんですか？

A. 圧補正量規定換気で行うサポート換気なので、プレッシャーサポートと同じ波形になります。

　ボリュームサポートは圧補正量規定換気として動きます。吸気時間は呼気感度で決定されるので、プレッシャーサポートとの違いは一回換気量とプレッシャーサポート圧の違いだけで、波形の形状や注意点はプレッシャーサポートと同じです。

第4章 グラフィックモニターとアラーム

5 二酸化炭素呼出曲線（カプノグラム）[1]の特徴

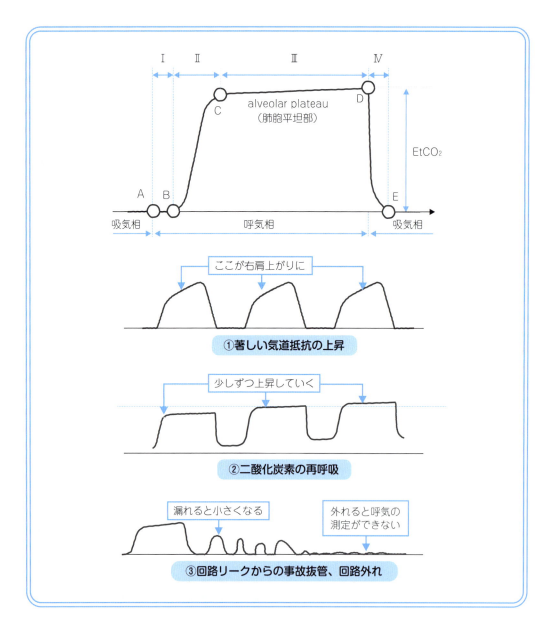

　カプノグラムは呼気中の二酸化炭素分圧を測定して波形として表示したもので、呼気相に波形が描出されます。波形は呼気の開始とともに上昇し、吸気に移ると速やかに基線（0mmHg）に戻ります。

カプノグラムは波形の変化から、次の第Ⅰ相から第Ⅳ相に分類されます。前ページの図を参照してください。

1. 第Ⅰ相（A-B）

呼気の開始時は上気道の解剖学的死腔からのガスが呼出されますが、死腔はガス交換に関与しないため、二酸化炭素があまり含まれません。そのため第Ⅰ相の二酸化炭素分圧はほぼ 0mmHg となります。

2. 第Ⅱ相（B-C）

上気道のガスが排出されると、次は下気道の死腔からのガスに肺胞から二酸化炭素を含んだガスが混入するため、二酸化炭素分圧は急激に増加をはじめます。

3. 第Ⅲ相（C-D）

肺胞平坦部（alveolar plateau）とも呼ばれ、肺胞からのガスの呼出が中心となり、死腔内に存在した二酸化炭素を含まないガスはほとんどなくなり、二酸化炭素分圧はわずかに上昇を続けます。

◆ 点 D

呼気終末二酸化炭素分圧（$EtCO_2$）とも呼ばれ、肺胞内の二酸化炭素分圧（P_ACO_2）に近似します。呼気に含まれる二酸化炭素分圧としては最大値を示し、$EtCO_2$ としてモニターに表示されるのはこの点 D の値になります。

P_ACO_2 は動脈血二酸化炭素分圧（$PaCO_2$）とほぼ同じ値になりますが、$EtCO_2$ はわずかに死腔内のガスが交じるため必ず P_ACO_2 よりも低い値になり、上回ることはありません。特に閉塞性呼吸器疾患のような呼気流出障害を伴う疾患では、肺胞内のガスを十分排出できないため、$EtCO_2$ が $PaCO_2$ よりも極端に低く測定されることもあります。血液ガス採血を行う際に $EtCO_2$ も記録として残すことで、どの程度値が乖離しているかを知ることができます。

4. 第Ⅳ相（D-E）

吸気が開始され、二酸化炭素分圧は急激に低下し基線に戻ります。吸気には二酸化炭素は含まれないため、第Ⅳ相（吸気の開始）〜第Ⅰ相間（呼気の開始）の二酸化炭素分圧は 0mmHg となります。

5. 二酸化炭素呼出曲線の異常波形

◆ 著しい気道抵抗の上昇

　気道抵抗が上昇すると肺胞内のガスの排出に時間がかかるようになります。そのため、正常ではあまり上昇の見られなかった肺胞平坦部は、気道抵抗が高くなればなるほど右肩上がりの波形となります。

　これは気道抵抗の少ない肺胞からの呼気は速やかに出るのに対し、気道抵抗の高い肺胞からの呼気には時間がかかるため、死腔内の二酸化炭素濃度の低いガスが混じることによって発生します。

　主な原因として、気管支喘息や喀痰による呼出障害と、呼気回路や気管チューブの閉塞や狭窄があります。

◆ 二酸化炭素の再呼吸

　本来、吸気ガスには二酸化炭素が含まれないため吸気時間の二酸化炭素分圧は0mmHgになりますが、まれに0mmHgに戻らず再び呼気に戻ることがあります。これは二酸化炭素の再呼吸を示しています。

　主に、一回換気量の小さい症例（新生児や乳幼児など）に対して死腔量の多い人工鼻を用いた場合などに見られます。対策として、人工呼吸器の設定変更や加温加湿器回路への変更などを検討する必要があります。

◆ 回路リーク、事故抜管、回路外れ

　それまで問題なく測定できていた$EtCO_2$が突然乱れて、測定していた値が激減した場合は、回路リークが疑われます。この場合、リークの発生部位は$EtCO_2$センサーよりも患者側になるので主にカフリークや事故抜管の徴候を示します。

　さらに突然測定値が0mmHgとなり、以降$EtCO_2$波形が形をなさない場合は、事故抜管や回路外れが疑われます。$EtCO_2$センサーはYピースよりも患者側にあるため、呼気を行うと必然的に$EtCO_2$センサーを経由しますが、「測定できない＝呼気が回路に戻ってきていない」ことを示しています。

　どちらも致命的となりうるため、このような波形を見つけた場合はすぐに気管チューブや回路の装着状況の確認を行いましょう。

📖 引用・参考文献

1) Drager Medizintechnik GmbH．Curves and Loops in Mechanical Ventilation．東京，ドレーゲル・メディカルジャパン，2003，8-32．

第4章 グラフィックモニターとアラーム

6 グラフィックとともに見る人工呼吸器の測定値

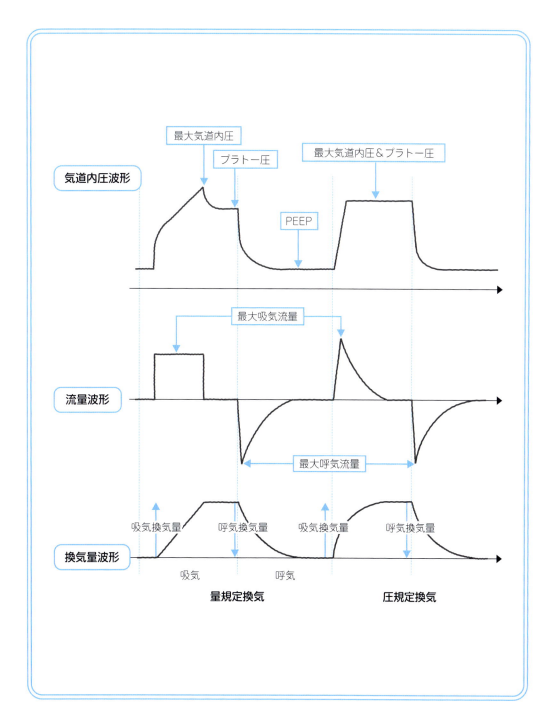

1. 気道内圧項目から見る測定値

◆ **最高吸気圧（PIP）**

吸気時の気道内圧の最大値を示します。量規定換気では気道抵抗に応じて変化し、圧規定換気と圧補正量規定換気ではプラトー圧と同じ値になります。

◆ **プラトー圧（Pplat）**

吸気時の気道内圧が平坦となった値を示します。量規定換気では最高気道内圧に達した後に出現します。圧規定換気と圧補正量規定換気では最高気道内圧と同じ値になります。

◆ **呼気終末陽圧（PEEP）**

PEEP の実測値を示します。設定値よりも低い場合はリークが、高い場合は呼気回路抵抗の上昇などが考えられます。

◆ **平均気道内圧（MAP）**

吸気－呼気を通した平均の気道内圧を示します。平均気道内圧の高さが呼吸不全の改善に関与するため重要な項目です。

2. 流量波形から見る測定値

◆ **最大吸気流量（PIF など）**

吸気の最大流量を示します。量規定換気では吸気流量は固定となります。圧規定換気や圧補正量規定換気では気道抵抗が低いほど高く、気道抵抗が低いほど高くなります。またプレッシャーサポートの吸気時間の終了は、この値を 100％として計算されます。

◆ **最大呼気流量（PEF など）**

呼気の最大流量を示します。通常、呼気は肺コンプライアンスと気道抵抗の影響のみで変化しますが、努力呼吸中ではそのままでは呼気が吐けないため、呼気筋を用いた努力呼気を行います。気道抵抗が高いほど低くなります。

3. 換気量波形から見る測定値

◆ **吸気換気量（V_{TI}）**

吸気の一回換気量を示します。吸気の換気量は多くの人工呼吸器で測定しておらず、計算値となります。

◆ **呼気換気量（V_{TE}）**

呼気の一回換気量を示します。呼気の換気量はフローセンサーを用いて測定するため、回路リークなどがあるとフローセンサーに呼気が流れてこないため値が低くなります。

◆ **分時換気量（MV）**

　一分間の換気量を示します。換気量を換気回数でかけたものが分時換気量として表示されます。

◆ **リーク量、リーク率（Leak、%Leak など）**

　リーク量は、吸気換気量から呼気換気量を引いた値になります。リーク率はリーク量が吸気換気量の何％かを示しています。基本的にリーク量もリーク率もゼロに近いほうが理想的になります。特に量規定換気ではリークした量だけ一回換気量が減少するため、注意する必要があります。

◆ 4. その他の項目

◆ **換気回数（f、RR など）**

　測定値における換気回数は設定回数と異なり、自発呼吸も含まれます。そのため設定した値と異なることは珍しくありません。機種によっては総換気回数とは別に、自発呼吸の回数を表示してくれる機種もあります。

◆ **肺コンプライアンス（C）**

　肺の柔軟性を示す値で、値が高いほど肺が柔らかく、低いほど硬いことを示します。肺炎や心不全などによって低下します。肺コンプライアンスが低下する＝肺が硬いであるため、呼吸を行う際の仕事量が増加することにつながります。

◆ **レジスタンス、気道抵抗（R）**

　レジスタンスは、空気が肺胞に到達するまでの通りにくさを示す項目です。非挿管時であれば純粋に気道のみですが、気管チューブなどを挿入している場合はチューブ自体もレジスタンスに含まれます。閉塞性呼吸器疾患において上昇しやすい項目で、ほかには気道分泌物の貯留や肥満などもその原因となります。

　レジスタンスが上昇することで量規定換気では最高気道内圧が上昇します。圧規定換気では送気流量が低下するため、換気に時間がかかるようになります。

◆ **浅速呼吸指数（RSBI、f/V$_T$ など）**

　CPAP 時にのみ測定可能な項目で、頻呼吸と浅呼吸の評価に用いる項目です。その値は、呼吸回数÷一回換気量（L）によって求められます。105 未満であれば人工呼吸器の離脱成功率が高いとされていますが、頻呼吸や浅呼吸が出現すると値が大きくなり、離脱失敗の可能性を示唆してくれます。しかし、特異度にばらつきが多いため、単独での評価よりも複数の評価項目のひとつとして活用することをお勧めします。

6　グラフィックとともに見る人工呼吸器の測定値　**123**

グラフィックモニターとアラーム

7 アラームの原因と設定のポイント

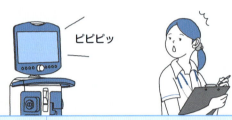

種類	
一回換気量低下	低下しているのは呼気の換気量
一回換気量上昇	増加しているのは呼気の換気量
分時換気量低下	呼気の換気量と換気回数が低下
分時換気量上昇	呼気の換気量と換気回数が増加
気道内圧低下	リークや回路破損が多い
気道内圧上昇	ファイティングやバッキングが多い
呼吸回数上限	オーバーセンスもしくは換気量不足による頻呼吸
無呼吸	頻回に発生するならモード変更を検討

1. 一回換気量低下アラーム

◆ **アラームの概要**
呼気の一回換気量がアラーム設定値を下回っています。

◆ **主な原因**
患者：吸気努力の低下、過鎮静など。
回路：回路外れ、リーク、事故抜管、カフ漏れなど。
設定：吸気圧・サポート圧不足・アラーム設定不良。

◆ **アラーム設定のポイント**
設定換気量もしくは安静換気量の80％程度になるように設定します。
例）一回換気量＝500mLの場合、400mL程度。

2. 一回換気量上限アラーム

◆ **アラームの概要**
呼気の一回換気量がアラーム設定値を上回っています。

◆ **主な原因**
患者：吸気努力の増大、深呼吸など。
回路：なし。
設定：吸気圧・サポート圧設定が高すぎる。

◆ **アラーム設定のポイント**
安静換気時の換気量の20％程度上を設定します。

3. 分時換気量低下アラーム

◆ **アラームの概要**
1分間の呼気換気量がアラーム設定値を下回っています。換気量、換気回数のどちらかもしくは両方が減少しています。

◆ **主な原因**
患者：吸気努力の低下、呼吸回数の減少、過鎮静など。
回路：回路外れ、リーク、事故抜管、カフ漏れなど。
設定：吸気圧・サポート圧不足・アラーム設定不良。

◆ **アラーム設定のポイント**
安静分時換気量の80％程度になるよう設定します。
例）分時呼気換気量6L/分の場合、4.8L/分程度。

4. 分時換気量上限アラーム

◆ アラームの概要
1 分間の呼気換気量がアラーム設定値を上回っています。換気量、換気回数のどちらかもしくは両方が増加しています。

◆ 主な原因
患者：吸気努力の増大、深呼吸、過換気など。

回路：なし。

設定：吸気圧・サポート圧設定が高すぎる、換気回数設定が多すぎるなど。

◆ アラーム設定のポイント
安静換気時の呼気分時換気量の 20％程度上を設定します。

例）呼気分時換気量が 6L/ 分の場合、7.2L/ 分程度。

5. 気道内圧低下アラーム

◆ アラームの概要
吸気時の気道内圧がアラーム設定値まで上昇していません。

◆ 主な原因
患者：吸気努力の増大、バッキングなど。

回路：回路外れ、リーク、事故抜管、カフ漏れなど。

設定：換気量設定が不足。

◆ アラーム設定のポイント
安静換気時の 80％の値に設定します。

例）最高気道内圧 $20cmH_2O$ の場合、低圧アラーム $16cmH_2O$。

6. 気道内圧上昇アラーム

◆ アラームの概要
吸気時の気道内圧がアラーム設定値を上回っています。

◆ 主な原因
患者：ファイティング、バッキング、気道分泌物の貯留など。

回路：回路の閉塞や屈曲、結露の貯留、バクテリアフィルターの目詰まりなど。

設定：一回換気量が多すぎる、吸気時間が長すぎる、呼気感度が低すぎるなど。

◆ アラーム設定のポイント
気道内圧が $30cmH_2O$ を上回らないように設定します。

7．呼吸回数上限

◆ **アラームの概要**

患者さんの呼吸回数が設定回数を上回っています。

◆ **主な原因**

患者：頻呼吸。

回路：回路外れ、リーク、カフ漏れなど。

設定：換気量不足、吸気感度過剰など。

◆ **アラーム設定のポイント**

30回を上回らないよう設定します。

 ## 8．無呼吸アラーム

◆ **アラームの概要**

自発呼吸が設定した時間を超えても認識されていません。

◆ **主な原因**

患者：呼吸停止、過鎮静、筋弛緩薬の投与など。

回路：回路外れ、回路閉塞、事故抜管など。

設定：吸気感度が低すぎる、自発呼吸のない患者さんに対してCPAPモードを設定、アラーム設定値が短すぎるなど。

◆ **アラーム設定のポイント**

基本的に15〜20秒程度に設定しますが、容認できる場合や自発呼吸の出現を促す場合は安全な範囲で延長します。

第4章 グラフィックモニターとアラーム

8 トラブルと対応方法…回路リーク

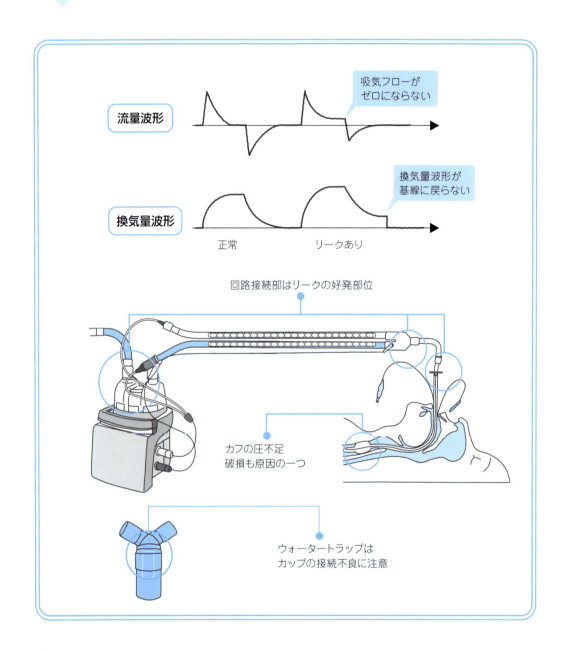

◆ 1. 原因

リークの主な原因は、回路破損や回路外れ、気管チューブのカフトラブルが中心とな

ります。

2. 発生するアラーム

　気道内圧下限、一回換気量低下、分時換気量低下といった送気が適切に行われないことによるアラームと、換気回数上限、換気回数下限といった自発呼吸の誤認識によるアラームが発生します。

3. グラフィックモニターのポイント

　回路内にリークが発生すると吸気換気量と呼気換気量の測定値に差が発生します。最もわかりやすいのが換気量波形で、呼気が終了しても波形が基線に戻らないのが特徴です。
　特に量規定換気では送気量が固定であるため、リークがあると一回換気量が減少することに注意が必要です。圧規定換気の場合、気道内圧を設定吸気圧に保とうとするため吸気流量が基線に戻らずに吸気の終了まで送気が終了しません。
　グラフィックモニターだけではリーク部位の特定はできないので、目視や音で回路やカフの確認を行う必要があります。

4. 対応方法

◆ 回路外れ
　回路の接続部をすべてチェックします。特にウォータートラップが斜めに装着されることによるインシデントは少なくありません。また、一度斜めに装着したウォータートラップは欠けてしまって、正しく装着し直しても改善しないことがあります。その場合は速やかに回路交換を行いましょう。

◆ 回路の破損
　回路リークは回路の亀裂や穴などからも起こります。回路をベッド柵などで挟むことや、回路をハンガーにかける際に引っかかることなども要因になります。特に柵などで挟んでしまった場合は、必ず破損していないか確認しましょう。
　また、長期間使用した回路では劣化による破損も発生します。特にリユーザブル回路を使用している場合は点検時にリークテストを行うだけではなく、滅菌や消毒によって材質が変性していないかなども確認しましょう。

◆ 気管チューブからのリーク
　カフ圧計を用いてカフ圧が適正圧（→ p.142、第 5 章 -1 参照）となっているかを確認します。頻回にカフ圧が下がる場合はカフの破損の可能性があります。その場合、気管チューブの入れ替えが必要になるため、すぐに医師に報告しましょう。

8　トラブルと対応方法…回路リーク　129

第4章 グラフィックモニターとアラーム

9 トラブルと対応方法 …回路の閉塞や狭窄

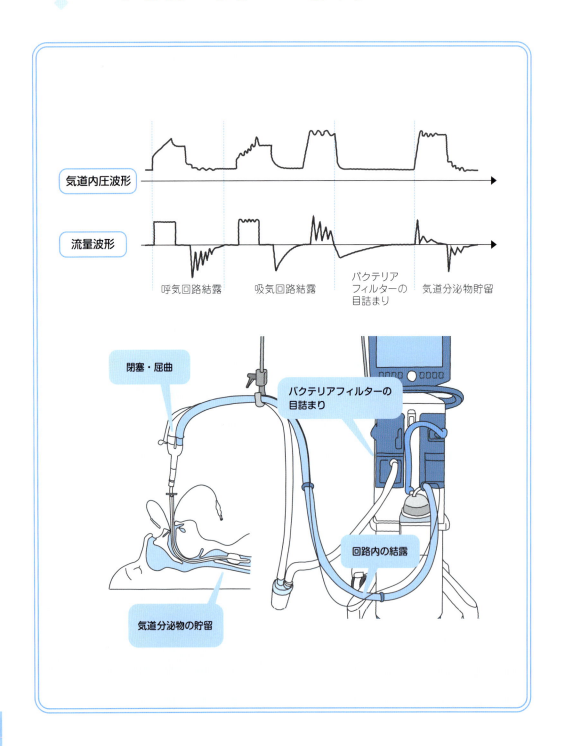

1. 原因

◆ 結露

　主な原因は外気温による回路内温度の低下です。冷房の風が直接当たる場所、窓際で冷えやすい場所では特に注意が必要です。

◆ 呼気バクテリアフィルターの目詰まり

　呼気バクテリアフィルターは、長期間使用した場合やネブライザー吸入を行った場合に目詰まりすることがあります。

◆ 回路を挟んでいる、曲がっている

　体位変換や処置の際に回路が挟まれることや曲がることがあります。

◆ 気道分泌物の貯留

　気管チューブを挿入すると、口腔内からの垂れ込みや刺激による分泌物の増加は頻繁に発生します。

2. 発生するアラーム

　気道内圧上限、一回換気量下限、分時換気量下限といった送気が途中で止まることによるアラームが発生します。結露した水の振動を自発呼吸と誤認識して発生する呼吸回数上限アラーム、また完全閉塞した場合は無呼吸アラームが発生します。

3. グラフィックモニターのポイント

◆ 結露（吸気回路、呼気回路）

　回路内に結露が発生すると、発生した回路側で空気が流れている時間のみ振動が発生するため、吸気と呼気のどちらの回路に発生しているかの特定は容易にできます。最近の人工呼吸回路のほとんどは吸気側にヒーターワイヤーが入っているため、多くの場合、結露が発生するのは呼気回路になります。

◆ 気道分泌物の貯留、結露（Y ピース〜気管チューブ内）

　気道分泌物が貯留すると回路内結露に似た振動が発生します。しかし、気道分泌物であれば吸気時・呼気時のどちらにも振動が発生します。ただし、回路内結露であってもエクステンションチューブ内の結露の場合は、吸気時・呼気時どちらにも発生します。そのため目視によるエクステンションチューブの確認と、聴診による気道分泌物の貯留の確認を行いましょう。

　グラフィックで発見したら、考えるよりも直接目と耳で確認を行うことをお勧めします。

◆ 気道抵抗・回路抵抗増加（バクテリアフィルターの目詰まり、回路閉塞・屈曲）

　気道抵抗や回路抵抗が増加すると空気が流れにくくなるため、流量波形の高さが低く

なります。吸気回路側に原因があるなら、量規定換気であれば最高気道内圧の上昇、圧規定換気であれば最大吸気流量の低下が発生します。呼気回路側（バクテリアフィルター含む）の場合は最大呼気流量の低下が発生します。

完全に気管チューブを噛んでしまっている場合は、換気が行われないため換気量が増えません。

4．対応方法

◆ 結露

発生した結露はウォータートラップや加湿チャンバーへ流します。

冷房の風の向きを変えて回路に直接風が当たらないようにすることや、窓際から人工呼吸器を離すなど、環境を改善することで防止効果が期待できます。また、スリーブと呼ばれる袋で保温してくれる回路や、回路から直接水分を蒸散することで結露の発生を押さえてくれる回路（フィッシャー＆パイケル社製人工呼吸器回路 EVAQUA2™）を採用することで解決する可能性もあります。

◆ 気道分泌物

突然の気管チューブへの分泌物の付着は吸引を行うことで改善できることが多いですが、慢性的に付着した分泌物は固着し、吸引では取れないため、再挿管が必要となる場合もあります。普段から気道内圧や流量の変化を見逃さないようにしてください。

回路が分泌物によって狭窄や閉塞した場合、分泌物の除去だけでは解決が困難となることがあります。患者さんを人工呼吸器から外し、用手換気に切り替えて回路交換を行います。

◆ バクテリアフィルターの目詰まり

速やかに新しいものと交換を行います。特にネブライザーを定期的に使用する場合は、薬液による目詰まりが起こりやすいため使用ごとに変更します。

◆ 回路の閉塞・屈曲

回路が挟まれたり曲がったりした場合は元に戻します。可能な限り人工呼吸回路は全体が見えるように配置することが重要です。

患者さんが気管チューブを噛んでしまい換気が行えないケースでは、バイトブロックを挿入した上で意識レベルの評価と鎮静を行う必要があります。

第4章 グラフィックモニターとアラーム

10 トラブルと対応方法…設定編①ファイティング

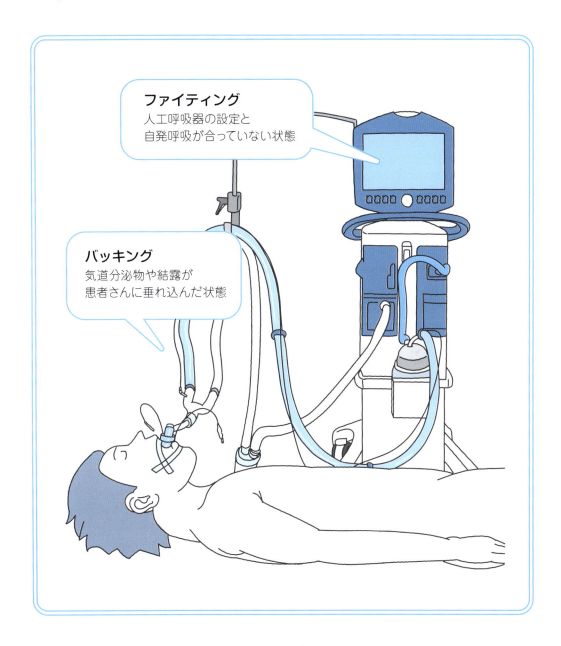

　人工呼吸器の不適切な設定がもたらすトラブルのうち、ファイティングについて解説します。

1. 原因

　人工呼吸器が行う換気との非同調が原因です。強制換気の場合は吸気時間、サポート換気の場合は呼気感度の設定が不適切なケースが多いです。

　また、吸気感度が不適切な場合にも自発呼吸を誤認識することで発生します。主な原因は設定感度が高すぎる場合か、回路内の結露や振動による誤感知、回路内リークなどです。吸気感度不足の場合は、内因性 PEEP が高いことが原因となります。

2. 発生するアラーム

　気道内圧上限、呼吸回数上限など。

3. グラフィックモニターのポイント

◆ 吸気時間が長すぎる

　吸気時間が長すぎると設定上はまだ吸気時間であるにもかかわらず、患者さんは呼気を行おうとすることがあります。この場合、吸気の終末期に気道内圧の上昇が発生します。

◆ 呼気感度不足（アンダーセンス）

　プレッシャーサポートの呼気感度が不足すると、自発呼吸の終了を見つけそこねることがあります。この場合、気道内圧波形の吸気終末に気道内圧が上昇するファイティングを起こします。

◆ 吸気感度不足（アンダーセンス）

　吸気感度は「圧」か「フロー」で設定しますが、どちらの場合も気道内圧波形と患者さんの呼吸を見ることで判断が可能です。

　自発呼吸が発生すると気道内圧波形が低下しますが、その際に大きく呼気圧波形が低下してから換気が入っている場合は吸気感度不足です。特に患者さんの胸の上がりや努力呼吸、肋間や鎖骨の陥没などが見られる場合には要注意です。

◆ 吸気感度過敏（オーバーセンス・オートトリガー）

　患者さんが明らかに自発呼吸を行っていないにもかかわらず換気回数が多い場合は、吸気感度の過敏を疑います。

4. 対応方法

　人工呼吸器との同調性を改善する必要があります。強制換気やサポート換気の最後に気道内圧が上昇する場合は、グラフィックモニターを参考に自発呼吸の長さと設定吸気

時間や呼気感度を調整します。

◆ 吸気時間が長すぎる

おおよそ 1～1.5 秒程度に設定し、気道内圧の上昇がなくなるまで吸気時間を短縮していきます。吸気時間にばらつきがある場合は CPAP に変更し、プレッシャーサポートで対応するのもひとつの方法です。

◆ 呼気感度不足

プレッシャーサポートの呼気感度を上げて対応します。通常は 25～30％が初期設定になっていますが、5％ずつ気道内圧の上昇がなくなるまで増やして、最終的に 1％ずつ微調整をします。呼気感度の調整で改善しなければ、モードを A/C に変更して強制換気の吸気時間で調整することもあります。

◆ 吸気感度不足（アンダーセンス）

自発呼吸をトリガーできない場合は吸気感度を上げることで改善することもありますが、内因性 PEEP が高い場合は PEEP の設定値を上げることで改善することも少なくありません。

◆ 吸気感度過敏（オーバーセンス・オートトリガー）

多くの場合が回路内の問題となるため、結露の確認や接続確認で改善することが多いです。

? ココが知りたい！

Q. **ファイティングとバッキングは同じ意味ですか？**

A. **ファイティングは設定の問題、バッキングは患者さんの問題です。**
ファイティングは人工呼吸器との競合によるものなので設定の変更で改善できますが、バッキングは咳嗽反射によるものです。原因は回路内結露の垂れ込みや気道分泌物です。

10　トラブルと対応方法…設定編①ファイティング　**135**

11 トラブルと対応方法 …設定編② その他

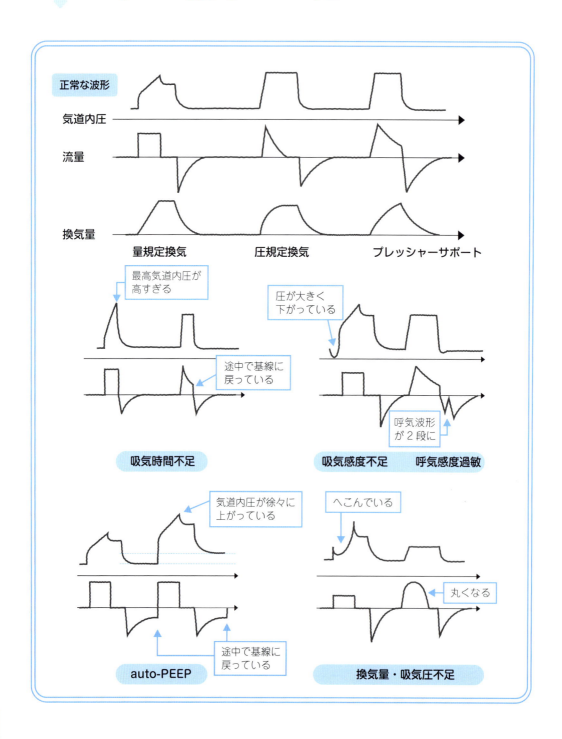

1. 吸気時間不足

◆ 量規定換気

　量規定換気で吸気時間が不足すると、吸気流量が増加するため最高気道内圧が上昇します。上昇量は吸気時間に反比例し、吸気時間が短ければ短いほど最高気道内圧は上昇します。肺コンプライアンスは流量の影響を受けないためプラトー圧は変化しませんが、吸気時間が短すぎるとプラトー圧が発生せずに、肺胞換気の分布が乱れた状態となるため注意が必要です。

◆ 圧規定換気

　圧規定換気で吸気時間が不足すると、すべての肺胞が膨らみきる前に吸気をやめてしまいます。そのため、グラフィックモニター上では吸気流量波形がなだらかに基線に戻らず、突然呼気に転じます。送気中に吸気が終わるために十分な換気量を得ることができません。

　この場合は吸気フローが基線に戻るまで吸気時間を延ばすことで改善することができ、同じ吸気圧であっても一回換気量を増加させることができます。

2. 換気量、吸気圧、サポート圧不足

◆ 量規定換気

　量規定換気で設定換気量が不足すると気道内圧波形の立ち上がりが緩やかになり、大きく不足している場合は立ち上がりが凹んだ形となります。場合によっては1回の自発呼吸に対して、2回換気が入ることもあり、その場合、吸気が2回続けて行われてから大きな1回の呼気となります。

　原因は単純に設定換気量が少ないため、吸気努力に応じた換気量設定を行うか、圧規定換気やサポート換気に切り替えてしまうのもひとつの方法です。

◆ 圧規定換気、サポート換気

　圧規定換気やサポート換気は気道内圧を一定に保つため、換気量不足は起こりにくい印象がありますが、設定吸気圧やサポート圧が低いと患者さんの自発呼吸が人工呼吸器の送気流量を上回ることがあります。本来、圧規定換気やサポート換気の吸気波形は漸減波となりますが、送気流量が不足すると吸気流量波形が丸みを帯びて、最終的にはサインカーブとなります。

　主な原因は気道抵抗の増加に伴う努力吸気が挙げられます。対応として設定吸気圧やサポート圧を高くする方法と、気道抵抗を低下させるためにPEEPを上げる方法があります。

11　トラブルと対応方法…設定編②その他　**137**

3. 呼気感度設定不良

　呼気感度設定不良はサポート換気に特有の問題です。サポート換気は強制換気と違い、吸気時間が患者さんの吸気努力に応じて変化してくれるため同調性が高い印象がありますが、呼気感度設定が適切でなければ、適切でない動作になることも少なくありません。

◆ 呼気感度過敏（オーバーセンス）

　呼気感度が過敏な設定になると、自発吸気が終了していないにもかかわらず呼気に転じてしまいます。この場合、1回の呼吸に対して呼気流量波形が2回発生します。

　さらに設定が不良な場合では、サポート換気は終わっているにもかかわらず、強い吸気努力によって1回の呼吸に対して2回サポート換気が入ることがあります。この場合、呼気感度を5％ずつ下げて吸気時間が適切となるよう設定します。

　呼気感度を最低値まで下げても改善しない場合は、サポート圧不足も考えられるため、サポート圧の上昇も有効な対応方法となります。

4. 呼気時間不足（auto-PEEP）

　グラフィックモニターの呼気流量波形が基線に戻らず、突然吸気に転じる場合は呼気時間不足です。肺内の空気をすべて吐き出すことができず、量規定換気では気道内圧が徐々に上昇し、圧規定換気では一回換気量が減少します。

◆ 呼気抵抗の増加

　気道が浮腫や攣縮、気道分泌物を含む異物などで狭窄した場合や、呼気回路に結露や気道分泌物などが付着した場合、呼気バクテリアフィルターが目詰まりした場合に発生します。

◆ 頻呼吸

　通常、成人であれば換気回数設定は10〜20回/分程度ですが、25回/分を超えるような換気設定や頻呼吸となると呼気時間が不足し、努力呼気を行うようになります[1]。

　意図的に換気回数を多くすることがありますが、呼気時間が不足すると本来得られる換気量が得られなくなるため、回数を増やしても分時換気量はあまり増加しなくなります。特に一回換気量が減少するほどの頻呼吸や換気回数になると死腔換気の割合が増加し、換気効率は低下するため注意が必要です。頻呼吸の原因となる換気量不足や鎮痛、鎮静の再評価を行い、有効換気量を維持するよう努める必要があります。

📖 引用・参考文献

1) 尾﨑孝平 編著．呼吸フィジカルアセスメント：呼吸を診るためのテキスト．第3版，神戸，尾﨑塾，2009，35-47．

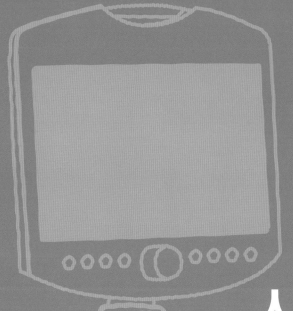

第 5 章

人工呼吸管理中のケア

第5章 人工呼吸管理中のケア

1 気管チューブ、カフの管理

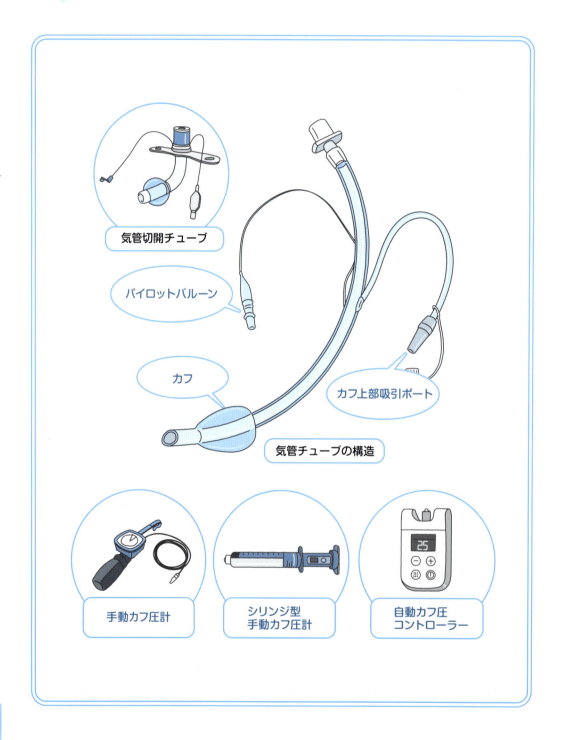

1. 気管チューブの構造

　気管チューブは人工気道となる「チューブ」、垂れ込みを防止し空気が漏れるのを防ぐための「カフ」と調整を行う「パイロットバルーン」、カフ上部に溜まった分泌物を吸引するための「カフ上部吸引ポート」からなります。ただし、カフ上部吸引ポートは製品によって付いているものと付いていないものがあります。

2. 気管チューブの特徴

　気管チューブは人工呼吸器と患者さんをつなぐ大事なデバイスです。適切な物品やサイズを使うことでその弊害を抑えることにつながります。

　気管チューブのサイズは I.D. と O.D. で表されます。I.D. は Inside Diameter の略でチューブの内径を表し、O.D. は Outside Diameter の略でチューブの外径を表します。正しい単位は「mm」ですが、臨床現場では「Fr」と間違って使われることが多いため注意しましょう。

　普段私たちが◯.◯mm と呼んでいるサイズはチューブの内径を指します。一般的に女性では 7.0〜7.5mm、男性では 7.5〜8.0mm を用います。気管チューブが太ければ太いほど気道抵抗は下がり、気管支ファイバーなども行いやすく、治療や管理を行う上では有利になりますが、逆に喉頭損傷や声帯麻痺などの合併症となります。

　また、カフ上部吸引ポート付きの気管チューブは、吸引ポートがないものと比べてチューブ外径がおよそ 1mm 太くなることも知っておきましょう。

3. カフの形状と素材

　カフの役割は、気管と気管チューブの隙間で柔らかい風船を膨らませることによって分泌物の垂れ込みや空気の漏れを防ぐことです。一般的に気管の太さは 14〜22mm（平均 18mm）[1] といわれていますが、その形状は個人差が大きく一様ではありません。

　カフの形状は大きく分けると、①楕円型（低容量・高圧タイプ）、②樽型（中容量−中圧タイプ）、③円錐型（テーパータイプ）の 3 種類があります。

　楕円型は古くからあるタイプで分泌物の垂れ込みが多く、また接触面の圧力が高いので長期間使用すると浮腫や潰瘍の原因となるため、現在ではあまり使用されません。

　樽型はカフを大容量にすることで、接触面を広くする代わりに圧力を下げることで垂れ込みを防いでくれます。

　円錐型カフは先端に行くほど先細りした形状になっており、患者さんの気管の径と同じサイズの部分が必ずできることでリークや垂れ込みを最も減少してくれます。

　また、カフの素材も垂れ込み防止には非常に重要です。現在、一般的に用いられるカ

1　気管チューブ、カフの管理　141

フの素材はポリ塩化ビニール（PVC）がほとんどですが、近年ポリウレタン（PU）を用いたカフが注目されています。ポリウレタン製カフは従来のポリ塩化ビニールと比較して非常に薄い膜で作られており、シワができにくいことで微小誤嚥[2]や人工呼吸器関連肺炎（VAP）を減少させる[3]報告があり、有用性が示唆されています。

4. カフ圧管理のポイント

気管チューブを適切に管理していく上で、カフ圧の管理は非常に重要なポイントになります。通常は 20〜30cmH_2O の圧で管理することを推奨されています。

成人の毛細血管の還流圧はおよそ 22〜32mmHg（30〜43cmH_2O）とされており、30cmH_2O 以上のカフ圧が気管壁にかかると気管粘膜の血流量が低下し、50cmH_2O 以上であれば血流が完全に途絶する[4]とされています。長時間にわたるカフの過膨張は、声門下狭窄や瘢痕化、嗄声、神経損傷、瘻孔など、気管虚血性病変の原因[5]となるため注意が必要です。

逆に 20cmH_2O 以下の低い圧で管理を行うと人工呼吸器関連肺炎（VAP）の発生率が上昇する[6,7]ため、低すぎる管理も問題があります。

カフ圧計は手動カフ圧計と自動カフ圧計の 2 種類に分けられます。手動カフ圧計はゴム球を握って空気を送るタイプや、シリンジに圧力計が付いたものなどがあります。ただし、手動カフ圧計は外す際にカフ圧が下るリスクがあるため注意が必要です。

自動カフ圧計はカフ圧を測定し、設定したカフ圧となるように送気と脱気を行ってくれます。さらに、自動カフ圧計の中にも常時接続して管理を行う機種と必要時に接続して管理する機種がありますが、常時接続するタイプの自動カフ圧計では手動カフ圧計と比較して VAP のリスクを低減させる効果[8]が報告されており、SHEA/IDSA のガイドラインでも常時接続するタイプの自動カフ圧計の使用を推奨[9]しています。

? ➡ ココが知りたい！

Q. カフ圧計がないので耳たぶの硬さになるように調整していますがどうでしょうか？

A. カフ圧計の購入をお勧めします。

過去のカフ圧管理は「耳たぶの固さ」や「一律 10mL」などでしたが、先述の通りカフの形状や気管の形状がさまざまなこともあり、主観的なカフ圧管理は推奨されていません。必ずカフ圧計を用いて調整を行います。手動カフ圧計ならばそれほど高価ではないので購入しましょう。

5. カフ上部吸引の役割

人工呼吸器関連肺炎（VAP）は人工呼吸器導入前に肺炎がなく、導入後48〜72時間以降に発症した肺炎と定義されています。その要因はさまざまですが、カフ上部に溜まった分泌物の垂れ込み＝微小誤嚥も要因のひとつとして挙げられます。微小誤嚥は適切なカフサイズや圧管理を行っても完全に防ぐことができないため、カフ上部吸引を行って予防する必要があります。

現在、カフ上部吸引にはVAPを低減させる効果が認められており、さまざまなガイドラインで推奨[10]されています。人工呼吸管理が48時間以上にわたることが予測される場合は、積極的にカフ上部吸引付き気管チューブを使用し、カフ上部吸引を実施することをお勧めします。

引用・参考文献

1) 小川節郎ほか編．麻酔科学スタンダードⅠ臨床総論．東京，克誠堂出版，2003，66-76.
2) Blot, SI. et al. How to avoid microaspiration? A key element for the prevention of ventilator-associated pneumonia in intubated ICU patients. BMC Infect Dis. 14, 2014, 119.
3) Poelaert, J. et al. Polyurethane cuffed endotracheal tubes to prevent early postoperative pneumonia after cardiac surgery：A pilot study. J Thorac Cardiovasc Surg. 135 (4), 2008, 771-6.
4) Seegobin, RD. et al. Endotracheal cuff pressure and tracheal mucosal blood flow: endoscopic study of effects of four large volume cuffs. Br Med J. 288 (31), 1984, 965-8.
5) Emmanuelle, J. et al. Optimal care and design of the tracheal cuff in the critically ill patient. Annals of Intensive Care. 4, 2014, 7.
6) American Thoracic Society. Guidelines for the management of adults with hospital-acquired, ventilator-associated, and healthcare-associated pneumonia. Am J Respir Crit Care Med. 171 (4), 2005, 388-416.
7) Rello, J. et al. Pneumonia in intubated patients: role of respiratory airway care. Am J Respir Crit Care Med. 154 (1), 1996, 111-5.
8) Lorente, L. et al. Continuous endotracheal tube cuff pressure control system protects against ventilator-associated pneumonia. Crit Care. 18 (2), 2014, R77.
9) Klompas, M. Strategies to prevent ventilator-associated pneumonia in acute care hospitals：2014 update. Infect Control Hosp Epidemiol. 35, 2014, Suppl 2：S133-54.
10) Leasure, AR. et al. Prevention of Ventilator-Associated Pneumonia Through Aspiration of Subglottic Secretions: A Systematic Review and Meta-Analysis. Dimensions of critical care nursing. 31 (2), 2012, 102-17.

第5章 人工呼吸管理中のケア

2 気管チューブ固定

テープ Ⓐ（挿管チューブ固定用／スリット型）

テープ Ⓑ（上唇側補強用／カット型）

テープ Ⓒ（下唇側補強用／ストレート型）

トレキテープ™（ニチバン社製）

バイトブロック（通常タイプ）

バイトブロック（外挿タイプ）

アンカーファスト（ホリスター社製）

トーマスホルダー（レールダル社製）

　気管チューブは、適切な位置に固定されなければ片側挿管や事故抜管などトラブルの原因となるため、必ず固定を行う必要があります。固定方法は、①テープ固定、②チューブ固定ホルダーを用いた方法の2種類あります。

144

1. テープ固定

テープによる固定は最もスタンダードな方法でさまざまな固定方法が存在しますが、重要なのは、ずれないように確実に固定することです。

◆テープの種類

固定に用いるテープは、唾液や汗、皮脂などの分泌物によって粘着力が低下することがしばしばあります。また、単純に強い粘着力を持てば皮膚障害の原因ともなりうるため、テープの選択が重要になってきます。

つまり固定テープは①粘着性だけでなく、②耐水性、③柔軟性、④通気性、⑤低刺激といった特性を兼ね揃えたものが推奨されます。汎用のテープを使用している施設が多いと思いますが、気管チューブ固定専用のテープである「トレキテープ™」なども販売されています。

2. バイトブロック

バイトブロックは経口挿管を行った場合に用いる器具で、気管チューブを噛むことで発生する閉塞や破損を防ぐために用います。気管チューブの横に挿入する通常のタイプと気管チューブに被せる外挿タイプの2種類があり、それぞれに特徴を持っています。

ただし、バイトブロックは気管チューブを噛むことを防ぐのが目的であり、気管チューブを噛む歯がないケースや十分な鎮静によって意識レベルのコントロールができている場合は、むしろ合併症（口唇や口腔粘膜の障害など）や口腔ケアの妨げとなることもあるため、必須ではありません。

◆通常タイプの特徴

気管チューブの横に挿入して使用します。中心に穴が開いていて、吸引チューブを入れることが可能となっています。素材は比較的丈夫かつ柔軟性のあるPVC（ポリ塩化ビニル）やシリコンゴムなどが用いられます。

口腔内に気管チューブとバイトブロックの2つが入るため視野が狭くなり、口腔ケアの妨げになることがあります。また、気管チューブと一緒に固定をすると、舌や口唇を動かすことでバイトブロックと一緒に気管チューブがずれることもあるため注意が必要です。

◆外挿タイプの特徴

気管チューブの外側を巻くような形で取り付けます。通常タイプと違い、視野の妨げになりにくく、口唇や口腔粘膜のトラブルの減少といったメリットがあります。ただし、使用できる気管チューブサイズが決まっていることや、装着時にインフレーションチューブやカフ上部吸引ラインが挟まってしまうこともあるため注意が必要です。

3. チューブ固定ホルダー

　チューブ固定ホルダーは専用のホルダーを用いて気管チューブを固定してくれます。テープを使用しないため皮膚障害のリスクも低くなります。

◆アンカーファスト

　皮膚と接触する面がハイドロコロイド製の皮膚保護剤パッドになっていて、頬にしっかりと固定しつつも皮膚に優しい素材になっています。また、チューブホルダー部分である粘着剤付きチューブストラップや滑り止めスパイクによって気管チューブをしっかりと保持してくれるだけでなく、シャトルクランプは、気管チューブの深さを固定したまま左右に移動が可能で、口腔ケアへの配慮もなされています。メーカー推奨の装着期間の目安は4〜7日となっています[1,2]。

◆トーマスホルダー

　気管チューブの種類やサイズを問わず使用が可能で、装着方法も簡単かつバイトブロックも一体化しているため、救急医療の現場で活躍します。開口部も大きく開かれており、吸引や口腔ケアなどが行える形状となっています。気管チューブの固定はネジを締める形で口全体を覆う形状であるため、長期使用には向きません。

引用・参考文献

1) アンカーファスト：ホリスター．http://www.hollister.co.jp/ja-jp/products/Critical-Care-Products/Tube-Securement/Endotracheal-Tube-Fasteners/AnchorFast-Oral-Endotracheal-Tube-Fastener（accessed 2018-1-5）
2) アンカーファスト添付文書．第1版．東京，ホリスター，2016．

第5章 人工呼吸管理中のケア

3 気管吸引のポイント

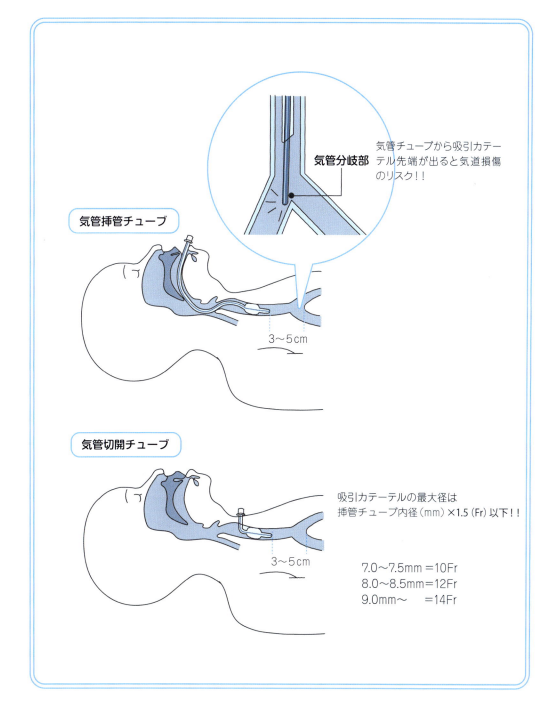

1. 気管吸引の目的と注意点

　気管吸引の目的は、気道分泌物を取り除くことで呼吸の際に発生する呼吸仕事量や呼吸困難感を軽減し、安楽に呼吸が行えるようにすることです。

　逆に気道分泌物が原因の狭窄や閉塞がなければ、必要以上の吸引は行うべきではないとされています。また、気管吸引は患者さんにとって侵襲的な処置であるため、可能な限り自己排痰を促した上で実施します。

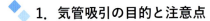
ココが知りたい！

Q. 気管吸引は何時間おきに実施したらいいですか？

A. 時間を決めたルーチンでの実施は推奨されていません。気道内分泌物があると判断した時点で実施しましょう。
　　自己排痰が困難な場合に適応基準を満たせば、そのつど実施することが推奨されています。聴診や触診、グラフィックモニターなどからアセスメントを行いましょう。

2. 吸引カテーテルサイズの決めかた

　吸引カテーテルのサイズは気管チューブの内径の半分を最大として、それ以下の太さのものが推奨されています[1～4]。吸引カテーテル径が太ければ太いほど吸引効率は高くなりますが、過度の陰圧がかかり無気肺の原因ともなります。逆に細すぎると吸引効率が低下します。

　吸引カテーテルサイズの目安は気管チューブ内径（I.D)mm × 1.5 ＝ 適正 Fr とされています（気管チューブ内径 7.0mm であれば 10Fr、8.0mm であれば 12Fr まで）。

3. 開放式吸引と閉鎖式吸引

　開放式吸引とは、吸引を行う際に気管チューブから人工呼吸器の外回路を外して、気管チューブを開放した状態で行う方法です。それに対して閉鎖式吸引は、回転コネクターの上部に滅菌された袋に包まれた吸引チューブがついており、外回路を外さずに吸引が行えます。そのため、気道内圧の低下がなく酸素化と肺容量の維持に優れる[5]というメリットがあることから、特に ARDS のような重症呼吸不全症例においては閉鎖式吸引を使用することが推奨されています[6]。

❓ 👉 ココが知りたい！

Q. 吸引前の酸素投与って何分くらいやったらいいですか？

A. **低酸素血症がなければ不要です。投与時間も SpO₂ が安全な範囲になれば大丈夫です。**

吸引手技は低酸素血症を誘発するので予防的に酸素を投与してもよいですが、低酸素血症がなければ必ずしも行う必要はありません。特に用手換気による過換気や過膨張は血圧低下や肺損傷の危険があるため、SpO_2 が低下している場合のみ慎重に行いましょう。

◆ 4. 吸引の手順と知っておきたいポイント

気道の吸引は気管、口鼻腔、カフ上部の 3 カ所で行いますが、吸引を行う際にはその順番が非常に重要になります。

咽頭部に分泌物が貯留した状態でカフ上部吸引を行うと、その陰圧で咽頭部の分泌物を引き込むため、カフ上部吸引を行う前に必ず口鼻腔から咽頭部までの吸引を行います。また、気管吸引を行うと吸引刺激による咳嗽でカフ上部に貯留した分泌物が垂れ込みを起こす可能性があるため、気管吸引の前にカフ上部吸引を行う必要があります。

つまり、①口鼻腔からの吸引、②カフ上部吸引、③気管吸引の順番に行います。

◆ すべての吸引手技のポイント

吸引圧は − 150mmHg（≒ − 20kPa）で、挿入中は吸引を止めた状態で挿入し、1 回の吸引は 10 秒以内、カテーテル挿入から終了までを 15 秒以内に行うことが推奨されています。

また、気管分岐部や気管支壁に吸引カテーテルの先端が当たると損傷を起こしやすいため、気管チューブの長さを事前に確認しておくことで抑えることができます。特に分岐部以降の吸引カテーテルの挿入はどのような状態になっているか目視では確認できないため、ガイドラインでも吸引カテーテルの深い挿入は推奨されていません[7]。

◆ 口鼻腔からの吸引のポイント

口腔内の挿入長は 7〜8cm ほど、鼻腔内の挿入長は 15〜20cm ほどになります。

◆ カフ上部からの吸引のポイント

現在のところカフ上部吸引の方法において明確なエビデンスはありませんが、5〜10mL のシリンジで 1〜2 時間ごとに実施する方法[8]や、 − 150mmHg の圧で 10 秒間吸引し 20 秒間休止する間歇的吸引装置を用いた方法[9]などが推奨されています（2 in 1 サクションユニットのような装置）。

? ➡ ココが知りたい！

Q. 吸引中に吸引カテーテルを回転させるのはよくないって聞いたんですが、本当ですか？

A. そのとおりです。回転させたり上下運動はお勧めしません。
　吸引チューブを回転させたり、上下に動かしたりすることで吸引量が増える根拠はありません。特に上下のピストン運動は気管壁を損傷する可能性があるので、避けたほうがよいでしょう。

📖 引用・参考文献

1）Wood, CJ. Can nurses safely assess the need for endotracheal suction in short-term ventilated patients, instead of using routine techniques? Intensive Crit Care Nurs. 14, 1998, 170-8.

2）Van de Leur, JP. et al. Endotracheal suctioning versus minimally invasive airway suctioning in intubated patients：a prospective randomized controlled trial. Intensive Care Med. 29, 2003, 426-32.

3）Pedersen, CM. et al. Endotracheal suctioning of the adult intubated patient：what is the evidence? Intinsive Crit Care Nurs. 25, 2009, 21-30.

4）Day, T. et al. Suctioning：a review of current research recommendations. Intensive Crit Care Nurs. 18, 2002, 79-89.

5）Cereda, M. et al. Closed system endotracheal suctioning maintains lung volume during volume-controlled mechanical ventilation. Intensive Care Med. 27, 2001, 648-54.

6）Maggiore, SM. et al. Prevention of endotracheal suctioning-induced alveolar derecruitment in acute lung injury. Am J Respir Crit Care Med. 167, 2003, 1215-24.

7）日本呼吸療法医学会気管吸引ガイドライン改訂ワーキンググループ. 気管吸引ガイドライン 2013（成人で人工気道を有する患者のための）. 人工呼吸. 30, 2013, 75-91. http://square.umin. ac.jp/jrcm/pdf/kikanguideline2013.pdf

8）Lacherade, JC. Intermittent subglottic secretion drainage and ventilator-associated pneumonia：a multicenter trial. Am J Respir Crit Care Med. 182（7）,2010, 910-7.

9）Perez Granda, MJ. Routine aspiration of subglottic secretions after major heart surgery：impact on the incidence of ventilator-associated pneumonia. J Hosp Infect. 85（4）, 2013, 312-5.

第5章 人工呼吸管理中のケア

4 用手換気装置①リザーバー付きバッグバルブマスク

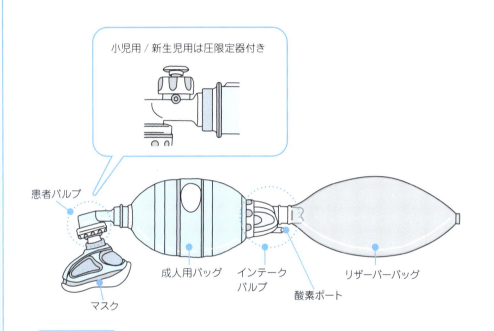

成人用モデル

換気バッグ容量：1,600mL
リザーバーバッグ容量：2,600mL

さまざまなテスト条件で達成された酸素濃度

酸素流量 (L/分)	1回換気量（mL）×1分当たりのバッグ循環量 リザーバーを使用した場合の酸素濃度（%）（リザーバーなし）					
	400×12	400×24	600×12	600×24	1,000×12	1,000×24
3	74(38)	51(39)	58(34)	40(34)	44(33)	33(30)
8	100(44)	100(44)	100(40)	68(40)	78(38)	51(34)
15	100(51)	100(50)	100(47)	100(47)	100(42)	75(36)

1. 構造

リザーバー付きバッグバルブマスクは、大きく分けると 5 つのパーツに分類されます。

①マスク：患者さんの鼻と口を覆います。バッグバルブマスクを気管チューブに装着して使用する場合にはマスクは不要なので外します。

②患者バルブ：一方弁となっており、バッグから送られた吸気は患者さんに入り、呼気は一方弁によってバッグに戻らない構造をしており、呼気弁から排気を行います。小児用や新生児用の患者バルブには気道内圧の過度な上昇を防ぐために安全弁がついています。

③自己膨張式バッグ：成人でおよそ 1.3〜1.6L、小児では 500mL、新生児では 240mL 程度の容量となります。バッグを押し込むと送気を行い、手を離すとバッグは再び膨らみます。バッグの容量に対して押し込む深さで換気量が決まります。

④インテークバルブ：リザーバーバッグから酸素を取り込む役割と、バッグを押し込んだときに吸気が患者さんにのみ流れるようにしてくれる一方弁が組み込まれています。また、酸素ポートが付いており、ここから酸素がリザーバーバッグに流れるようになっています。

⑤リザーバーバッグ：酸素を貯めるバッグです。バッグが拡張する際にリザーバー内の酸素を吸い込むことで、100％に近い酸素濃度を供給することができます。

? ☞ ココが知りたい！

Q. バッグバルブマスクってアンビューバッグのことですよね？

A. 正しくはアンビューバッグがバッグバルブマスクのことです。

"アンビューバッグ" は Ambu 社の販売している商品名で、一般名称は "バッグバルブマスク" です。最近では Ambu 社以外のバッグバルブマスクを採用している施設も多いので、できれば一般名称であるバッグバルブマスクと呼びましょう。

2. 特徴

リザーバー付きバッグバルブマスクは、自己膨張式の用手換気装置です。患者バルブ内の一方弁によってバッグから酸素を送り込んでいる間は吸気のみ、バッグを離すと呼気が患者バルブから排出されます。

バッグは成人であれば 1.5L 前後の容量なので三分の一程度押し込むことで 500mL 程度の換気量となります。通常であれば片手で十分押し込むことが可能です。無理に両手で押し込むと過換気になり、血圧低下や圧外傷、量外傷の原因となります。

バッグバルブマスクと名前がついているように、通常使用時はマスクを患者さんの顔

に当てて換気を行いますが、気管チューブを挿入中であれば患者バルブを直接気管チューブに装着して使用します。

また、最近はリザーバーバッグが標準搭載されるようになっていて、リザーバーバッグ内を常に酸素で満たすことで100%に近い酸素濃度を供給してくれます。リザーバーバッグを常に膨らんでいる状態にするには分時換気量以上の酸素流量が必要で、原則として10L/min以上流すようにしましょう。リザーバーバッグを付け忘れると、どれだけ高流量で酸素を流しても50%程度までしか酸素濃度が上がらないため、注意が必要です。

リザーバー付きバッグバルブマスクは自己膨張式であるため、搬送中などで酸素ボンベが空になった場合でも換気のみであれば行うことができるのが特徴です。また、ジャクソンリース回路と比較すると手技も簡単であり、短期間のトレーニングでも操作を行えるようになるため、人工呼吸管理中の用手換気装置として推奨します。

❓ 👉 ココが知りたい！

Q. リザーバー付きバッグバルブマスクは高濃度酸素しか投与できないんですか？

A. リザーバーを外せば吸入気の酸素濃度を下げることができます。

リザーバーは酸素をリザーブ（貯めておく）ために装着しているので、高濃度酸素が必要なければ取り外すことで意図的に吸入気の酸素濃度を下げることが可能です。ただしこの場合、吸入気の酸素濃度は不明となるため、SpO_2や心拍数などの観察を怠らないようにしましょう。

第5章 人工呼吸管理中のケア

5 用手換気装置② ジャクソンリース回路

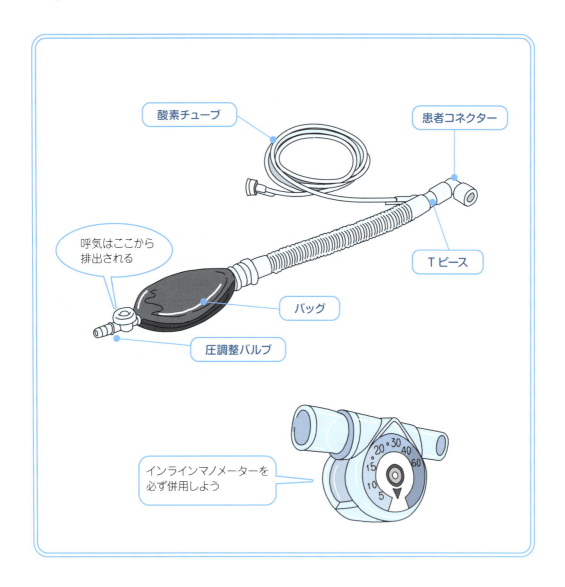

1. 構造

ジャクソンリース回路は大きく分けると5つのパーツに分類されます。
① 患者コネクター：気管チューブもしくはマスクに装着することができます。
② Tピース：患者コネクターと蛇管、酸素ラインを接続するための部品です。

③蛇管：バッグとTピースをつなぐためのホースです。
④バッグ：酸素チューブから流れてきた酸素を貯めるバッグになります。また呼気ガスもバッグを経由して圧調整バルブから排気されます。
⑤圧調整バルブ：バッグの後ろに付いたバルブでバッグの内圧を調整します。

ココが知りたい！

Q. ジャクソンリース回路で酸素濃度の調整はどうやってするんですか？

A. ジャクソンリース回路の吸入気酸素濃度は100％のみです。

　ジャクソンリース回路は外気を取り込む構造ではないため、正しく使えば酸素濃度はほぼ100％になります。用手換気で高濃度酸素を投与したくない場合は、ジャクソンリース回路の使用は避け、バッグバルブマスクからリザーバーを外して使用しましょう。

2．特徴

　リザーバー付きバッグバルブマスクと比較すると非常にシンプルな構造をしており、組立てなどが非常に簡単です。しかし、シンプルゆえに操作方法は非常に難しく、それぞれのパーツの構造と役割を理解しなければ、安全に換気できないだけではなく医療事故の元になります。

　ジャクソンリース回路のバッグは酸素を流すことによって膨張します。バッグは前と後ろに出口があり、バッグを押し込むと抵抗の低いほうに酸素は流れる構造になっています。そこで後ろの圧調整バルブをある程度絞ることで、圧調整バルブから若干の空気を逃しながらも大部分の空気を患者さんに送るように調整します。そのため、バッグバルブマスクと違い、バッグをどの程度押し込んだからどの程度の換気量が送られたかはわかりません。そこでジャクソンリース回路はインラインマノメーター（回路内圧計）を用いて、常に患者さんの気道内圧を測定しながら換気を行うことを強く推奨します。

　ジャクソンリース回路の呼気は、バッグを経由して圧調整バルブから排出されます。そのため回路内に二酸化炭素を含んだ呼気がいったん入り込むので、その呼気ガスをバッグから排出する必要があります。バッグ内に入ってくる空気は酸素ラインからの酸素しかないため、十分量の酸素を流す必要があります。バッグ内に貯留した二酸化炭素を排出するために必要な酸素量は分時換気量の2～3倍必要で、通常使用ではおよそ10～15L/minは必要となります。

　ジャクソンリース回路は一回換気量も測定できず、バルブによる圧調整が必要であるなど、非常に操作方法が難しく、安全に使用するには十分なトレーニングが欠かせません。その一方で、バッグに気道内圧や肺コンプライアンスが伝わるため、肺の状態を触

覚としてつかむことができます。インラインマノメーターを併用しつつ圧調整バルブの調整を行えば、狙った PEEP を付加することが可能となるのもジャクソンリース回路のメリットです。

　リザーバー付きバッグバルブマスクと比較すると使用難易度は格段に上がりますが、使いこなすことができれば非常に有用なデバイスになります。しかし、医療事故のリスクも高く、一般スタッフが常用するにはハードルが高いのも事実です。特に搬送中に酸素ボンベが空になるインシデントも過去に報告されており、酸素がなければ使用できないジャクソンリース回路での搬送には十分注意が必要です。可能であれば、搬送用にはリザーバー付きバッグバルブマスクをお勧めします。

? ➡️ ココが知りたい！

Q. ジャクソンリース回路でマスク換気はできますか？

A. とても難しいですが、できます。

　ジャクソンリース回路も患者コネクターにマスクを装着すればマスク換気は可能です。しかし、ジャクソンリース回路は一方の手でバッグを押し、もう一方の手でバルブの調整を行うため、マスク換気を行おうとすると、どちらかの手を離す必要があります。熟練者であればバルブ調整もできますが、一朝一夕では難しいのでお勧めしません。

第5章 人工呼吸管理中のケア

6 人工呼吸器の回路交換

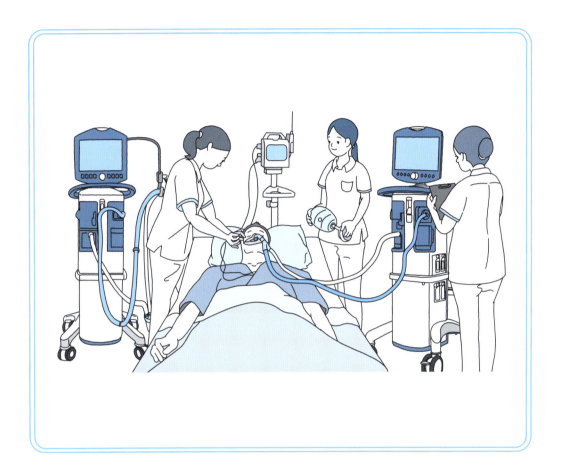

　人工呼吸器の回路交換は、破損や目に見える汚染が発生した場合に行うことを推奨されています。これは定期的な回路交換を禁止するものではありませんが、7日未満での回路交換は人工呼吸器関連肺炎（VAP）の発生率を増加することから推奨されていません[1, 2]。

　人工呼吸器の回路交換は、回路のみを交換する方法と、新しい回路を装着した人工呼吸器と交換する方法の2種類があります。

1. 新しい回路を装着した人工呼吸器との交換

　新しい回路を装着した人工呼吸器を使って交換を行うと、多くの点でメリットがあります。交換前に使用前点検を行えますし、人工呼吸器を付け替えるだけで済むため極めて短時間かつ安全に交換作業を行うことができます。しかし、ひとりの患者さんに対し2台の人工呼吸器を必要とする上に、入れ替えるためのスペースが必要であるため、狭い病室では作業が困難になります。そのため重症症例の多いICUやHCUでは、人工呼吸器ごと交換を行う手技をお勧めします。

　新しい回路を装着した人工呼吸器と交換する場合であれば、交換自体は1名でも可能ですが、安全確認するために最低でも2名以上で実施します。

◆ **必要物品**
　・新しい回路を接続し、使用前点検を済ませた人工呼吸器
　・用手換気装置（リザーバー付きバッグバルブマスク推奨）
　・患者監視モニター（心電図、SpO$_2$、血圧、呼吸数など）

◆ **手順**
　①ベッドサイドで新しい人工呼吸器を起動し、設定を揃えておく。
　②気道分泌物の吸引を行う（口腔→カフ上部→気管チューブ内）。
　③バイタルサインが安定しているのを確認し、現在使用中の人工呼吸器から新しい人工呼吸器へすぐに付け替える。
　④換気量、換気回数、バイタルサインに変化がないことを確認し、使用済みの人工呼吸器を片付ける。トラブルが発生した場合は用手換気を行うか、先ほど使用していた人工呼吸器へ戻す。

2. 回路のみの交換

　回路のみの交換はトラブルが最も起こりやすいタイミングでもあるため、回路交換後に人工呼吸器が正しく動作するかを評価するための迅速点検（名称は機種によって異なります）を行う必要があります。さらに交換から迅速点検が終了するまでの間、用手換気を実施する必要があり、本体ごと交換する手技と比べると、時間も手間も人手も必要とします。

　しかし、回路のみ交換する場合は人工呼吸器の交換に比べるとスペースをあまり必要としないため、一般病棟や狭い個室などではこちらのほうが最終的に素早く行うことができます。

◆ **必要物品および準備**
　・事前に組み立てた人工呼吸回路
　・用手換気装置（リザーバー付きバッグバルブマスク推奨）

・患者監視モニター（心電図、SpO₂、血圧、呼吸数など）

◆ 手順

①患者さんのバイタルサインを確認する。

②患者さんを人工呼吸器から用手換気に切り替える

③人工呼吸器をスタンバイ、もしくは電源を落としてから使用済みの回路を破棄し、新しい回路を接続する。

④人工呼吸器を再起動して迅速点検を実施、回路の接続や動作に問題がないことを確認する。

⑤設定が同条件であることを確認して、用手換気から人工呼吸器に切り替える。

⑥バイタルサインに変化がないことを確認し、終了する。

? ココが知りたい！

Q. 人工呼吸回路の交換はしなくてもいいと聞いたんですが、本当ですか？

A. 全くしなくてもよいわけでありません。

CDC ガイドラインでは、定期的な回路交換を推奨していません。ただしこれは回路交換をしなくてもよいわけではなく、明らかな汚染や破損があればもちろん必要ですし、定期的な交換が不要とはいえ、何年も交換しなくてもよいわけではありません。原則としてメーカー推奨期間を遵守しつつ、院内の規定に従い実施する必要があります。ただし、1 週間以内の回路交換は人工呼吸器関連肺炎（VAP）の原因となるため推奨できません。

引用・参考文献

1) Branson, RD. The ventilator circuit and ventilator-associated pneumonia. Respir Care. 50, 2005, 774-85.

2) Han, J. et al. Effect of ventilator circuit changes on ventilator-associated pneumonia：a systematic review and meta-analysis. Respir Care. 55, 2010, 467-74.

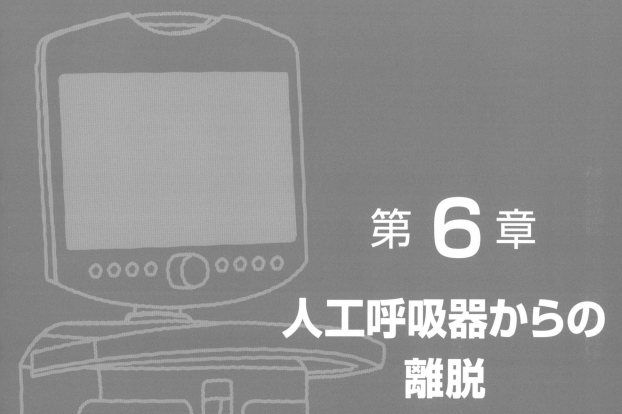

第6章

人工呼吸器からの離脱

第6章 人工呼吸器からの離脱

1 人工呼吸器からの離脱をはじめよう

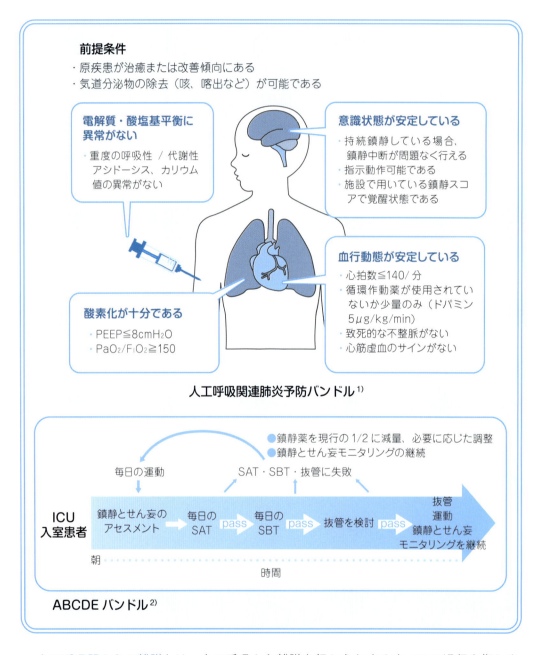

人工呼吸関連肺炎予防バンドル[1]

ABCDEバンドル[2]

　人工呼吸器からの離脱とは、人工呼吸から離脱を行おうとするすべての過程を指します。明確にどうすれば離脱の開始という定義はありませんが、強制換気から自発呼吸中

心の管理へと移行をはじめた時期、もしくは PEEP を下げはじめた時期という見解があります。いずれにせよ、人工呼吸器からの離脱を始めたと医療者が認識をした時点でウィーニングの開始と捉えられます。

 1. 離脱をはじめる前にチェックしよう[3]

◆ **原疾患のコントロールがついている**

　まず、第一の前提条件として人工呼吸管理の原因となった病態が改善していなければなりません。呼吸不全の原因が取り除かれなければ、仮に順調に抜管に至ったとしても再び呼吸不全となり、再挿管となる可能性が高くなります。

◆ **意識レベルが保たれていて自発呼吸が行える**

　人工呼吸器から離脱すると、患者さんは自分で呼吸を行わなければなりません。そのため十分な意識レベルが必要になります。さまざまな意識レベルのスケールがありますが、現在は自発覚醒トライアル（SAT）と呼ばれる方法を用いることで、総合的な判断が可能となっています。

◆ **酸素化が保たれている**

　人工呼吸器は換気の補助だけでなく、PEEP や酸素投与によって酸素化の補助も行ってくれます。特に人工呼吸器から完全に離脱すると陽圧による補助を行う手段（NPPVなど）が限られてきます。

◆ **十分な吸気努力があり、呼吸パターンに問題がない**

　人工呼吸器は呼吸に必要な力を補助してくれる効果があります。そのため、人工呼吸器から離脱後も安定した呼吸が行えるかどうかを評価します。また、呼吸様式の観察も必要となります。

◆ **循環動態が安定している**

　呼吸と循環は密接に関係しているため、循環動態の安定が図れていることは重要な因子になります。急性の心筋虚血や重篤な不整脈がなく、心拍数が安定していることなどを確認する必要があります。昇圧薬の使用に関しては少量であれば容認されます。

 2. 人工呼吸器からの離脱方法

◆ **自発呼吸トライアル（SBT）**

　SBT とは、人工呼吸器からの補助を最小限もしくは外して、人工呼吸器から離脱可能かどうかを評価する方法です。SBT 開始安全基準を元に評価し、安全基準を満たせば SBT は実施可能で、規定の時間をかけて SBT 成功基準を満たせば人工呼吸器からの離脱が可能であると判断します。

　実施方法や開始基準、成功基準などが明確にされており、評価も客観的に行えること

1　人工呼吸器からの離脱をはじめよう　**163**

から、人工呼吸療法を主導する3学会（日本集中治療医学会・日本呼吸療法医学会・日本クリティカルケア看護学会）による「人工呼吸器離脱に関する3学会合同プロトコル」にも採用されており、各施設での導入もしやすくなっています。

◆ SIMV を用いたウィーニング

人工呼吸器からの離脱としては古典的な方法で、呼吸仕事量を徐々に増やすようにモードを A/C、SIMV、CPAP と強制換気の割合を減らしていく方法です。自発呼吸が出現すると A/C から SIMV へ変更し、呼吸不全の改善に合わせて徐々に強制換気の回数を減らし、最終的に CPAP へと移行します。

しかし、最近では SIMV によるウィーニングが呼吸仕事量の段階的な軽減をもたらしていないだけではなく、前述の SBT と比較して離脱にかかる期間が延長する[2]ことがわかり、現在では SIMV を経由せずに SBT を行うことが一般的になりつつあります。

3. ABCDE バンドルを実践しよう

ABCDE バンドルとは、以下の A〜E を日々繰り返す方法です。

A：(Awaken the patient daily) 1日1回鎮静を中断し、覚醒させる。

B：(Breathing：daily interruptions of mechanical ventilation) 1日1回自発呼吸の評価をする。

C：(Coordination and Choice of sedation) A と B の組み合わせと鎮静薬の選択。

D：(Delirium monitoring) せん妄のモニタリング。

E：(Early mobility and Exercise) 早期離床と運動療法。

一見すると難しそうですが、書いていることは非常にシンプルです。A：1日1回は覚醒を促しながら、B：自発呼吸を評価し、C：鎮静薬の量を調整し、D：せん妄の評価を行い、E：早期離床のためのリハビリテーションをやりましょう。と当たり前のことが書いてあります。これらの実践が人工呼吸器からの早期離脱のポイントとなります。

📖 引用・参考文献

1) 日本集中治療医学会 ICU 機能評価委員会．人工呼吸関連肺炎予防バンドル 2010 改訂版（略：VAP バンドル）．2010．http://www.jsicm.org/pdf/2010VAP.pdf
2) Vasilevskis, EE. et al. Reducing iatrogenic risks：ICU-acquired delirium and weakness--crossing the quality chasm．Chest．138（5），2010，1224-33．
3) Boles, JM. et al. Weaning from mechanical ventilation．Eur Respir J．29（5），2007，1033-56．
4) Esteban, A. et al. A comparison of four methods of weaning patients from mechanical ventilation．Spanish Lung Failure Collaborative Group．The New England Journal of Medicine．332（6），1995，345-50．

164

第6章 人工呼吸器からの離脱

2 自発覚醒トライアル（SAT）

SAT 開始安全基準
1. 興奮状態が持続し、鎮静薬の投与量が増加している
2. 筋弛緩薬を使用している
3. 24時間以内の新たな不整脈や心筋虚血の徴候
4. けいれん、アルコール離脱症状のための鎮静薬を持続投与
5. 頭蓋内圧の上昇
6. 医師の判断

SATの方法
1. 鎮静薬を中止、漸減
2. 鎮痛薬は変更しない
3. 30分～4時間の観察

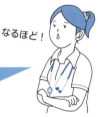
なるほど！

SAT 成功基準
①②ともにクリアできた場合は「成功」

1. RASS：－1～0
2. 鎮静薬を中止して30分以上過ぎても次の状態とならない
   ・興奮状態
   ・持続的な不安状態
   ・鎮痛薬を投与しても痛みをコントロールできない
   ・頻呼吸
   ・SpO_2＜90％が持続し、対応が必要
   ・新たな不整脈

（文献1を参考に作図）

1. SATの目的

　SATはABCDEバンドルの"A"に相当し、人工呼吸器を離脱するにあたって意識レベルが十分であることは、抜管後の安全を維持するためにも重要な項目になります。
　SATとは、1日1回鎮静薬を中断または減量した状態で自発的に覚醒を促し、離床を進めるトライアルで、人工呼吸期間の短縮[2]や重症症例における合併症発生率の減少[3]やせん妄予防につながる可能性も示唆されています。さらにSBTと組み合わせることで、より高い相乗効果が報告されています。ただし、中止を行うのはあくまで鎮静薬で、必要に応じて鎮痛薬は継続してもかまいません。
　また、SAT中は安静を保つ必要はなく、積極的にリハビリテーションの介入を行っても問題ありません。人工呼吸管理中のリハビリテーションは人工呼吸管理期間の減少につながるだけでなく、ICU滞在日数減少にもつながる[4]とされます。

2. SATをはじめるタイミング

　SATを開始するには、SAT開始安全基準[5]を満たす必要があります。「人工呼吸器離脱に関する3学会合同プロトコル」に従うのが最もわかりやすく、基準も明確化されており推奨されます。
　SATは開始安全基準を満たせば毎日実施してかまいません。開始時間も特に指定はありませんが、安全を考えるとSAT、SBTの流れで評価を行うことで少なくとも合計で1時間以上かかるので、抜管後の状態確認を行うことを考えれば午前中に開始することが望ましいです。

3. SATの方法

　SATは、あくまで鎮静薬を中断もしくは減量することで自発的に覚醒が得られるかを評価するものです。そのため、鎮痛薬は理由がなければ中断する必要はなく、継続もしくは減量で問題ありません。ただし、鎮痛薬のなかには呼吸抑制作用を持つ薬剤もあるため、投与している鎮痛薬の副作用にも注意しつつ行います。
　評価に要する時間は30分間から4時間で、RASSや意識レベル、呼吸状態や循環動態に問題がないかなど、SAT成功基準に照らし合わせて判断を行います。

4. SATの成功基準

　SAT成功の判断は前ページの図にあるように、2つの成功基準を満たすことが条件となります。ともにクリアできた場合を「成功」、クリアできなかった場合は「不適合」

166

として翌日に再評価を行います。

　2つの項目を満たせばSATは成功となり、次は実際に人工呼吸器からの離脱が可能な呼吸状態であるか判断するためのSBTへ移ります。

　成功基準を満たせず「不適合」となった場合は、鎮静薬を通常量の二分の一に減量した上で再開し、翌日以降も同様にSATを繰り返します[6]。

5. SAT実施中の注意点

　SAT実施中は、鎮静薬を中断もしくは減量することで安静が保てず、安全性や快適性の低下、さらには不安や興奮状態に陥る可能性や、ストレスから呼吸状態が悪化すること、自己抜管に至るリスクも十分あります。過少鎮静とならず安全安楽に行えるように観察を行います。

引用・参考文献

1) 3学会（日本集中治療医学会，日本呼吸療法学会，日本クリティカルケア看護学会）合同人工呼吸器離脱ワーキング．人工呼吸器離脱に関する3学会合同プロトコル．2015．http://www.jsicm.org/pdf/kokyuki_ridatsu1503b.pdf
2) Brook, AD. et al. Effect of a nursingimplemented sedation protocol on the duration of mechanical ventilation. Crit Care Med. 27, 1999, 2609-15.
3) Schweickert, WD. et al. Daily interruption of sedative infusions and complications of critical illness in mechanically ventilated patients. Crit Care Med. 32, 2004, 1272-6.
4) McWilliams, D. et al. Enhancing rehabilitation of mechanically ventilated patients in the intensivecareunit：A qualityimprovement project. J Crit Care. 30（1），2015，13-8.
5) Girard, TD. et al. Efficacy and safety of a paired sedation and ventilator weaning protocol for mechanically ventilated patients in intensive care（Awakening and Breathing Controlled trial）: a randomised controlled trial. Lancet. 371（9607），2008，126-34.
6) Vasilevskis, EE. et al. Reducing iatrogenic risks：ICU-acquired delirium and weakness—crossing the quality chasm. Chest. 138, 2010, 1224-33.

第6章 人工呼吸器からの離脱

3 自発呼吸トライアル（SBT）

SBT 開始安全基準

❶ **酸素化が十分である**
- $F_IO_2≦0.5$ かつ $PEEP≦8cmH_2O$ のもとで $SpO_2>90\%$

❷ **血行動態が安定している**
- 急性の心筋虚血、重篤な不整脈がない
- 心拍数≦140/分
- 昇圧薬の使用について少量は容認する
（ドパミン≦5μg/kg/min、ドブタミン≦5μg/kg/min、ノルアドレナリン≦0.05μg/kg/min）

❸ **十分な吸気努力がある**
- 一回換気量>5mL/kg
- 分時換気量<15L/分
- RSBI（1分間の呼吸回数／一回換気量[L]）<105 回/min/L
- 呼吸性アシドーシスがない（pH>7.25）

❹ **異常呼吸パターンを認めない**
- 呼吸補助筋の過剰な使用がない
- シーソー呼吸（奇異性呼吸）がない

❺ **全身状態が安定している**
- 発熱がない
- 重篤な貧血を認めない
- 重篤な電解質異常を認めない
- 重篤な体液過剰を認めない

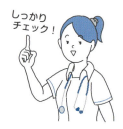
しっかりチェック！

SBT の方法
❶ $CPAP≦5cmH_2O$（$PS≦5cmH_2O$）
❷ Tピース法
❶❷ いずれかの方法で30～120分継続できる

SBT の成功基準

- 呼吸数<30回/分
- 開始前と比べて明らかな低下がない（たとえば $SpO_2≧94\%$、$PaO_2≧70mmHg$）
- 心拍数<140/分、新たな不整脈や心筋虚血の徴候を認めない
- 過度の血圧上昇を認めない
- 以下の呼吸促迫の徴候を認めない（SBT前の状態と比較する）
   呼吸補助筋の過剰な使用がない
   シーソー呼吸（奇異性呼吸）
   冷汗
   重度の呼吸困難感、不安感、不穏状態

（文献1を参考に作図）

1. SBTの目的

　SBTとはABCDEバンドルの"B"に相当するトライアルで、人工呼吸器からのサポートを最小限にする、あるいはサポートのない環境にすることで自発呼吸の評価を行う方法です。

　開始の安全基準を満たすことができれば、1日1回30～120分実施し、離脱できるまで毎日繰り返し行います。

2. SBT開始のタイミング

　原疾患のコントロールがついた患者さんかつ、SBT開始安全基準を満たしていることが前提となります。こちらも「人工呼吸器離脱に関する3学会合同プロトコル」を参考にすることをお勧めします。SBT開始安全基準を満たしていれば毎日行うことがポイントです。

　また、人工呼吸器からの離脱を目的として実施するため、成功基準を満たせば抜管に移行する可能性があります。そのため、再挿管のリスクを考えると抜管後に半日は様子を見ることのできる午前中にSBTを開始することをお勧めします。

3. SBTの方法

　SBTの実践方法には、人工呼吸器を着けたまま行う方法と、Tピースを用いる方法の2種類があります。以前はA/CからSIMV、CPAPと段階を踏んで行っていましたが、現在はA/CからいきなりCPAPへ変更してもかまわないとされています。

◆ 人工呼吸器を着けたまま行う方法

　人工呼吸器を着けたまま行う場合は、強制換気を一切行わないCPAPモードを選択します。この際、気管チューブの抵抗を軽減するためにプレッシャーサポートを5～8cmH$_2$Oほど加えておきます。また、高規格型人工呼吸器であればプレッシャーサポートの代わりにTC（tube compensation）と呼ばれるチューブ補正機能を用いてもかまいません。

　人工呼吸器を着けたまま行うのでアラーム機能なども働き、安全性を維持しつつ実施することができます。さらに、換気量や換気回数なども表示され、換気量不足や頻呼吸などを早期発見できることも大きなメリットとなります。

◆ Tピースを用いる方法

　気管チューブにTピースを装着し、高流量酸素療法装置（インスピロン®など）を用いて加湿した送気ガスを吹き流す方法で、患者さんの吸気流量以上の送気ガス（混合ガスとして30L/分以上）を流すのがポイントになります。送気流量が患者さんの吸気流

量よりも少ないと呼気側から大気を吸入するため、設定した酸素濃度を吸入できないこともあるので注意が必要です。また、人工呼吸器装着時のようにアラーム機能を頼りにできず、患者さんの観察は各種モニターが中心となるため十分な観察が必要となります。

4. SBTの成功基準

ガス交換能や血行動態、呼吸様式が安定していることなどが SBT 成功の基準とされています。頻呼吸や頻拍、呼吸苦の訴えなどが出現したら、すぐに中断して元の人工呼吸器設定に戻します。

すべての成功基準を満たした場合、いよいよ抜管を行うことが可能かどうかの評価となります。

5. SBTの注意点

1 日のうちに SBT を複数回実施しても人工呼吸器の装着期間は短縮しない[2] ことや、SBT によって疲労した呼吸筋が回復するには 24 時間以上かかる[3] といった報告もあることから「不適合」となった場合は呼吸筋を 1 日かけてしっかりと休ませつつ、失敗した原因をアセスメントすることが重要です。

引用・参考文献
1) 3 学会（日本集中治療医学会，日本呼吸療法学会，日本クリティカルケア看護学会）合同人工呼吸器離脱ワーキング．人工呼吸器離脱に関する 3 学会合同プロトコル．2015．http://www.jsicm.org/pdf/kokyuki_ridatsu1503b.pdf
2) Esteban, A. et al. A comparison of four methods of weaning patients from mechanical ventilation. Spanish Lung Failure Collaborative Group. The New England Journal of Medicine. 332 (6), 1995, 345-50.
3) Travaline, JM. et al. Effect of N-acetylcysteine on human diaphragm strength and fatigability. Am J Respir Crit Care Med. 156 (5), 1997, 1567-71.

第6章 人工呼吸器からの離脱

4 抜管前の危険因子の評価

抜管リスクの分類

評価：抜管後気道狭窄の危険因子

以下の危険因子がある場合は、カフリークテストにより評価することが望ましい
☐ 長期挿管>48時間　☐ 女性　☐ 大口径気管チューブ　☐ 挿管困難　☐ 外傷　など

評価：再挿管の危険因子

以下の危険因子が1つでもある〈例〉	以下の危険因子が2つ以上ある	
☐ 上気道部手術の術後 ☐ 頸部の血腫：術後 ☐ 反回神経麻痺の可能性 ☐ 開口困難 ☐ 頸椎術後 ☐ 挿管困難の既往 ☐ カフリークテスト陽性　など	☐ 十分な咳嗽反射なし ☐ 頻回な気管吸引（2時間に1回以上） ☐ 頻回な口腔内吸引 ☐ SBT失敗≧3回 ☐ 慢性呼吸不全（COPDなど） ☐ 低栄養 ☐ 水分過多　など	危険因子なし

抜管前対応

超高リスク群	高リスク群	
☐ 喉頭浮腫の評価：喉頭鏡、画像 ☐ 頭部挙上・利尿による浮腫軽減 ☐ ステロイド投与 ☐ 抜管時のチューブエクスチェンジャーの使用準備 ☐ 非侵襲的陽圧換気の準備 ☐ 再挿管の準備（緊急気切など） ☐ 抜管時の麻酔科医などの立ち会い	☐ 排痰促進およびポジショニング ☐ 呼吸リハビリテーション ☐ 再挿管の準備 ☐ 非侵襲的陽圧換気の準備 ☐ 抜管時のチューブエクスチェンジャーの使用準備　など	低リスク群 ☐ 再挿管の準備

抜管

評価：再挿管の危険因子

☐ 医療従事者間の明確な情報伝達・綿密なモニタリング
☐ 抜管後1時間は15分ごとに以下の項目を評価する
　呼吸数・SpO₂・心拍数・血圧・意識状態・呼吸困難感・呼吸様式・咳嗽能力・頸部聴診・嗄声/喘鳴
☐ 動脈血ガス分析→超高リスク、高リスク群：抜管後30分の時点

（文献1を参考に作図）

1. 再挿管の危険因子の評価と対応

実際の抜管の前に、患者さんの再挿管の危険因子によってリスク分類を行うことで、客観的な評価と対応が可能となります。

2. 再挿管の超高リスク群

◆ 対象となる症例

主に上気道に問題があり、再挿管のリスクが非常に高い群です。上気道の残存浮腫や上気道・頸部術後、短頸や小顎といった頸部から下顎の形態の問題、そのほか挿管困難の既往やカフリークテストが陽性であるといった症例が該当します。

◆ 抜管前の対応

抜管前から上気道の浮腫の軽減を図る必要があり、場合によってはステロイドの事前投与や利尿による浮腫の軽減なども検討します。また、NPPVによる換気補助や、チューブエクスチェンジャーを用いて速やかに再挿管が行えるように事前に対応策を検討する必要があります。

ステロイドの投与量に関しては現在のところ決まった方法はありませんが、過去の報告では抜管の12時間前から4時間おきに（12時間前、8時間前、4時間前、抜管直前）メチルプレドニゾロン20mgを経静脈投与すると喉頭浮腫の発生率と再挿管率が減少する[2]と報告されています。

◆ 抜管後の観察

抜管後1時間は厳密な観察が必要となり、少なくとも抜管直後から15分はベッドサイドで観察を行う必要があります。また、抜管後1時間内での再挿管も珍しくないため、十分なモニタリングを継続する必要があります。

◆ モニタリング項目と評価項目

抜管後チェックリストのすべての項目を確認します。動脈血ガス分析は抜管30分後に測定を行い、その後は必要に応じて適宜測定します。特に換気と換気運動が十分維持されていることや、上気道狭窄・呼吸筋疲労などを評価し、常に再挿管のリスクに備えます。

3. 再挿管の高リスク群

◆ 対象となる症例

抜管後に呼吸不全が徐々に進行し、再挿管の可能性がある群です。気道分泌物の自己排痰が十分に行えない症例や、呼吸筋疲労、PEEPに依存しているCOPDや慢性呼吸不全が既往にあるといった症例が該当します。

◆ 抜管前の対応

抜管前には咳嗽反射や排痰能力、換気予備能などの評価も重要です。抜管前の咳嗽能力のテストとして CPEF（cough peak expiratory flow）と呼ばれる方法があります。これは人工呼吸器につないだ状態で患者さんに咳をしてもらうテストで、このときの最大呼気流量が 60L/min 以上であれば、十分な咳嗽能力があり再挿管率が下がるという研究報告があります[3, 4]。

また、頻呼吸や浅呼吸の評価方法として RSBI（浅速呼吸指数）と呼ばれる指標があります。RSBI は f（呼吸回数）÷ V_T（一回換気量 /L）で求められ、RSBI が 105 以上であれば頻呼吸、もしくは浅呼吸となっていることを示します。ただし RSBI 単独で評価を行うのではなく、必ず他の項目を含めた総合的な判断を行います。

◆ 抜管後の観察

高リスク群も抜管後 1 時間は厳密な観察が必要となります。各種モニタリングを怠らず、上気道の閉塞や狭窄が疑わしいと判断した時点で超高リスク群に準じた観察が必要となります。

◆ モニタリング項目と評価項目

抜管後チェックリストのすべての項目を確認します。動脈血ガス分析は抜管後 30 ～ 60 分後に測定を行い、その後は必要に応じて適宜測定します。特に換気と換気運動が十分維持されていることや、呼吸筋疲労や咳嗽力などを評価し、常に再挿管のリスクに備えます。

4. 再挿管の低リスク群

◆ 対象となる症例

低リスク群は、超高リスク群や高リスク群に該当する項目がない症例が対象になります。

◆ 抜管前の対応と抜管後の観察

再挿管のリスクは低いと考えられますが、再挿管の準備を怠らず、高リスク群と同様に上気道の閉塞や狭窄が疑わしいと判断した時点で超高リスク群に準じた観察が必要となります。

◆ モニタリング項目と評価項目

抜管後チェックリストの動脈血ガス分析を除くすべての項目を確認します。動脈血ガスは必要に応じて適宜測定します。特に換気と換気運動が十分維持されていることや、呼吸筋疲労や咳嗽力などを評価し、常に再挿管のリスクに備えます。

📖 引用・参考文献

1) 3学会（日本集中治療医学会，日本呼吸療法学会，日本クリティカルケア看護学会）合同人工呼吸器離脱ワーキング．人工呼吸器離脱に関する3学会合同プロトコル．2015．http://www.jsicm. org/pdf/kokyuki_ridatsu1503b.pdf

2) Francois, B. et al. 12-h pretreatment with methylprednisolone versus placebo for prevention of postextubation laryngeal oedema：a randomised double-blind trial. Lancet. 369 (9567), 2007, 1083-9.

3) Su, WL. et al. Involuntary cough strength and extubation outcomes for patients in an ICU. Chest. 137, 2010, 777-82.

4) Smina, M. et al. Cough peak flows and extubation outcomes. Chest. 124, 2003, 262-8.

第6章 人工呼吸器からの離脱

5 カフリークテスト

カフリークテストの手順

1. 口腔内、カフ上部、気管内の順に吸引を行う
2. カフリークテスト用の設定に変更する
3. カフにエアを入れた状態でVt1を人工呼吸器のモニターを用いて測定・記録する
4. カフのエアを抜き、呼吸が安定したところで連続6サイクル（強制換気が6回）の呼気換気量を測定する
5. カフにエアを入れる
6. リーク量もしくはリーク率を測定する
7. リーク量が110mL以下、もしくはリーク率10％以下でカフリークテスト陽性と判断する

Vt1とは

- カフのエアを入れた状態で測定した換気量
- 通常であれば、カフリークテスト設定の一回換気量になる

（例）カフリークテスト設定
モード：VC-A/C
一回換気量：500mL
換気回数：10回/分
吸気時間：1.5秒

Vt2とは

- カフのエアを抜いた状態で測定
- 呼吸が安定したところでの連続6サイクルの呼気換気量
- 6サイクルの呼気換気量のうち換気量が少ない3回の平均
  例）呼気換気量が350mL、400mL、250mL、150mL、480mL、400mLの場合
  換気量の少ない3つを選択　350mL、250mL、150mL
  (350＋250＋150)÷3＝250
  Vt2＝250mL

リーク量、リーク率の計算方法

リーク量＝Vt1−Vt2　リーク率＝(Vt1−Vt2)÷Vt1

（文献1を参考に作図）

1. カフリークテストの目的

　カフリークテストは、気管チューブを留置したことによって上気道の浮腫や狭窄が発生していないかを評価する方法です。必ずしもすべての症例において行う必要はありませんが、抜管後気道狭窄の危険因子が存在していれば、カフリークテストによる評価を行うことを推奨します。

2. 抜管後気道狭窄の危険因子

　48 時間を上回る長期挿管、女性、大口径の気管チューブ、挿管困難、外傷などが抜管後の上気道狭窄の危険因子とされています。これらの項目にひとつでも該当する場合や、そのほか上気道狭窄の要因があると判断された場合にカフリークテストの対象となります。

3. カフリークテストの実施とそのポイント [2, 3]

　カフリークテストは気管チューブのカフにエアを入れている状態での一回換気量（Vt1）とカフのエアを抜いた状態の一回換気量（Vt2）をそれぞれ測定し、リーク量もしくはリーク率を計算します。上気道に狭窄があればリークが減少することで抜管後気道狭窄の発生を予測します。

　また、カフリークテストを行う際にカフからエアを抜くと、カフ上部の気道分泌物が必ず垂れ込むため、カフリークテストを行う前に口腔内やカフ上部、気管内の吸引を十分に行う必要があります。

　換気モードは量規定換気かつ A/C で行います。ただし、機種によっては量規定換気を選択したつもりが圧補正量規定換気になっていることがあります。圧補正量規定換気はリークが発生すると補正のために換気量を増やすので評価が困難となります。正確に行うために、必ず量規定換気で行いましょう。

　カフリークテストで陽性（リーク量が 110mL 以下もしくは変化率が 10％以下）の場合、上気道の浮腫が疑われるため、抜管を延期しステロイド投与（p.172、第 6 章 -4 参照）などによって浮腫の軽減を図り、再度カフリークテストを実施することをお勧めします。

？ ココが知りたい！

Q. カフリークテストをクリアしたら抜管後の上気道閉塞の心配は本当にないんですか？

A. あくまでリスクの評価であって、絶対的な安全を保証するものではありません。

　カフリークテストは抜管後の上気道閉塞のリスクを判別しますが、絶対的な指標ではありません。最終的な抜管の判断はカフリークテストの結果も加味した上で、多職種間で相談して実施しましょう。

引用・参考文献

1）3学会（日本集中治療医学会，日本呼吸療法学会，日本クリティカルケア看護学会）合同人工呼吸器離脱ワーキング．人工呼吸器離脱に関する3学会合同プロトコル．2015．http://www.jsicm.org/pdf/kokyuki_ridatsu1503b.pdf

2）Sandhu, RS. et al. Measurement of endotracheal tube cuff leak to predict postextubation strider and need for reintubation. J Am Coll Surg. 190, 2000, 682-7.

3）Miller, RL. et al. Association between reduced cuff leak volume and postextubation strider. Chest. 110, 1996, 1035-40.

第6章 人工呼吸器からの離脱

6 抜管とその後の観察

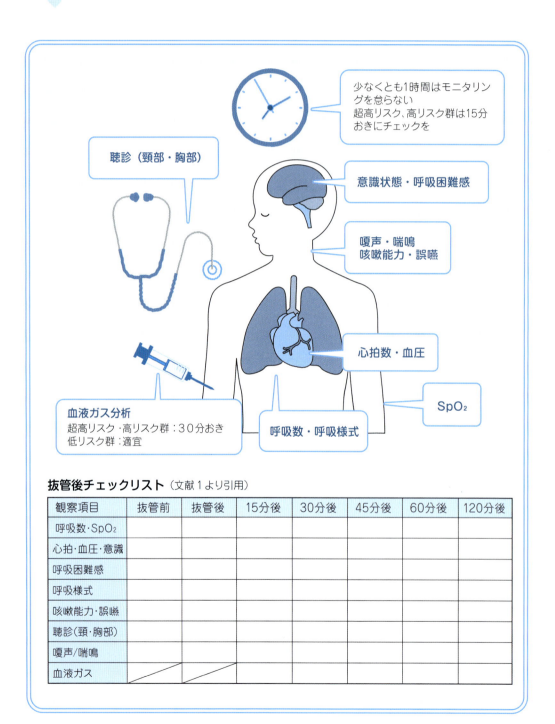

抜管後チェックリスト（文献1より引用）

観察項目	抜管前	抜管後	15分後	30分後	45分後	60分後	120分後
呼吸数・SpO₂							
心拍・血圧・意識							
呼吸困難感							
呼吸様式							
咳嗽能力・誤嚥							
聴診（頸・胸部）							
嗄声/喘鳴							
血液ガス							

1. 抜管時に必要な物品

　抜管時には、再挿管がいつでも行えるように必要物品を準備する必要があります。挿管時に必要なものとさほど違いはありませんが、気管チューブは上気道の浮腫により再挿管が困難となることもあるため、0.5mm細いサイズのものも準備しておきます。また、事前の評価でリスクが高いと判断された場合は、チューブエクスチェンジャーを気管内に挿入した状態で抜管を行うことで簡単に再挿管を行うことができます。

①人工呼吸器（前回の設定を残しておく）
②用手換気装置（リザーバー付きバッグバルブマスクもしくはジャクソンリース回路）
③酸素流量計（用手換気装置、抜管後の酸素療法用）
④再挿管用の気管チューブ（現在使用中のサイズと0.5mm細いサイズ）
⑤チューブエクスチェンジャー
⑥生体情報監視装置（心電図、血圧、パルスオキシメーター、呼吸回数、$EtCO_2$モニタなど）
⑦気管内、口腔内吸引器具一式（吸引カテーテル、吸引器、水など）
⑧感染防護対策（手袋、マスク、アイシールド、エプロンなど）
⑨救急カート（ただし、院内・病棟のルールに準じた場所）

2. 抜管手順

　標準的な抜管手順ですが、施設によって準備物品や順番などに違いがあることもあるので、自施設のマニュアルを必ず熟読してください。
①必要物品の準備を行います
　a．酸素流量計と用手換気装置（マスクをつける）の準備
　b．再挿管用物品の準備
②分泌物の垂れ込みを予防するために口腔内、カフ上部、気管内の順に吸引を行います。
③吸引が終わったら気管チューブを固定しているテープや固定具、バイトブロックなどを外します。この状態になると気管チューブが不安定になるため、介助者は必ず気管チューブをしっかりと保持し、抜けないように注意します。
④抜管する医師のタイミングに併せてカフのエアを抜き、気管チューブを引き抜きます。
⑤口腔内にある分泌物を吸引します。このとき用手換気装置を口元に当てて酸素を流します。
⑥酸素マスクやカニューラなど医師の指示に従い、酸素療法を開始します。
⑦聴診器で呼吸音を聴取し、自発呼吸が十分行えているか、気道狭窄音がないかを確認します。

3. 抜管後の観察

　再挿管のリスクは抜管直後のみではありません。抜管から1時間ほどはリスクがあると考えるべきです。抜管後は15分ごとにバイタルサインや呼吸様式を確認し、適宜血液ガス分析測定を行います。低リスク群であっても想定の範囲外の事象が起こることもあるため、十分な観察が必要となります。

引用・参考文献
1) 3学会（日本集中治療医学会，日本呼吸療法学会，日本クリティカルケア看護学会）合同人工呼吸器離脱ワーキング．人工呼吸器離脱に関する3学会合同プロトコル．2015．http://www.jsicm.org/pdf/kokyuki_ridatsu1503b.pdf

索引

◆ A～Z ◆

A/C　86, 88
ABCDEバンドル　164
APRV　101
ARDS　104
auto-PEEP　138
BIPAP　98
CPAP　86, 95
$EtCO_2$　108, 119
F_IO_2　69
HME　27
　——ブースター　29
I：E比　73
MDIスペーサー　30, 32
NIV　11, 55
　——専用マスク　56
NPPV　11
PCV　82, 112
PEEP　69, 79, 122
PRVC　83
PS　115
RSBI　123
SAT　165
SBT　97, 163, 168
SIMV　86, 91
TC　73
VAP　28, 143
VCV　82, 109

◆ あ行 ◆

アシストコントロール　88
圧規定換気　82, 107, 112
圧トリガー　72
圧補正量規定換気　83
アラーム　42
安全弁　16
一回換気量　67
　——上限アラーム　125
　——低下アラーム　125
医療用ガス　40
ウォータートラップ　19
オートトリガー　72

◆ か行 ◆

開放式吸引　148
回路の組立て　46

回路の閉塞　132
回路外れ　120, 129
回路リーク　120
加温加湿器　24
加湿チャンバー　25
カフ圧の管理　142
カフ上部吸引　143
カプノグラム　108, 118
カフリークテスト　175
換気　75
　——回数　68, 123
　——様式　81
換気量波形　107
気管吸引　148
気管チューブ　141
　——固定　144
気道圧開放換気　101
気道抵抗　107, 109, 112, 120, 123
気道内圧上昇アラーム　126
気道内圧低下アラーム　126
気道内圧波形　107
気道分泌物　132
吸気圧　67
吸気換気量　122
吸気感度　72
吸気時間　67
吸気弁　16
吸収性無気肺　78
強制換気　86
駆動ガス　35
駆動源　12
グラフィックモニター　11, 15, 106
結露　23, 132
高圧配管型NPPV　10, 12
高規格型人工呼吸器　10, 11
高酸素血症　79
呼気換気量　122
　——測定　18
呼気感度　72
　——設定　116
呼気終末二酸化炭素分圧　119
呼気終末陽圧　69, 122
呼気弁　16
呼吸回数上限アラーム　127
コンプレッサー　35, 40

索引　**181**

◆ さ行 ◆

最高吸気圧　122
再挿管の危険因子　172
在宅用人工呼吸器　12, 58
サポート換気　86
酸素化　78
酸素中毒　78
酸素濃度　69, 78
酸素ボンベ　49
　　──の残量　35
酸素流量計　49
　　──型NPPV　10, 13
死腔換気量　28, 75
事故抜管　120
持続気道陽圧　95
自動離脱モード　11
自発覚醒トライアル　165
自発呼吸トライアル　97, 163, 168
ジャクソンリース回路　154
ショートセルフテスト　46
シングルブランチ回路　17, 18
人工呼吸器からの離脱　162
人工呼吸器関連肺炎　28, 143
人工呼吸器の回路交換　157
人工鼻　27
スタンバイモード　45
セルフテスト　40
浅速呼吸指数　123

◆ た行 ◆

立ち上がり時間　72
タッチパネル　15
ダブルブランチ回路　17, 18
チューブ固定ホルダー　146
チューブ補正　73
調節換気　86
ディスプレイ　15
テープ固定　145
電源　39
同期式間欠的強制換気　91
動作点検　46
トリガー　72
　　──ウィンドウ　99

◆ な行 ◆

二酸化炭素呼出曲線　108, 118

二相性気道陽圧　98
ネブライザー　31

◆ は行 ◆

肺コンプライアンス　107, 109, 112, 123
バイトブロック　145
肺胞換気量　75
肺胞虚脱　79
バクテリアフィルター　19, 132
バッテリー駆動　12
搬送用人工呼吸器　10, 11, 49
汎用型人工呼吸器　10, 11
非常電源　34
非侵襲的人工呼吸　55
ヒーターワイヤー　25
ファイティング　68, 72, 133
プラトー圧　67, 110, 122
プレッシャーサポート　115
　　──圧　68
ブレンダー　15
フローセンサー　16
フロートリガー　72
分時換気量　123
　　──上限アラーム　126
　　──低下アラーム　125
平均気道内圧　122
閉鎖式吸引　148
補助換気　86
補助調節換気　88

◆ ま行 ◆

マスクリーク　56
無呼吸アラーム　127

◆ や行 ◆

用手換気装置　151, 154
容量損傷　67

◆ ら行 ◆

ライズタイム　72
リーク　123
リザーバー付きバッグバルブマスク　151
流量波形　107
量規定換気　82, 107, 109

● 著者プロフィール

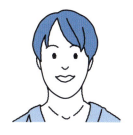

石橋 一馬 (いしばし かずま)

地方独立行政法人神戸市民病院機構
神戸市立西神戸医療センター 臨床工学室
呼吸治療専門臨床工学技士

免許・取得資格
　臨床工学技士、看護師、3学会合同呼吸療法認定士、透析技術認定士、第2種ME技術者

所属学会
　日本臨床工学技士会、京都府臨床工学技士会、日本集中治療医学会、日本呼吸療法医学会

研究会などの活動
　呼吸ケア研究会（WARC：Workshop on Advanced Respiratory Care）代表世話人、RST-JAPAN 副代表、ハイフローセラピー勉強会 世話人、メディカ出版「呼吸器ケア」編集協力委員

　呼吸療法業務の向上を目標にセミナー講師や呼吸ケア研究会、RST-JAPAN などの活動などを行いながら、休日には趣味の燻製やジャム作りをしています。

ファーストタッチ 人工呼吸器―ナース・研修医・臨床工学技士のための

2018年3月1日発行　第1版第1刷

著　者	石橋 一馬
発行者	長谷川 素美
発行所	株式会社メディカ出版
	〒532-8588
	大阪市淀川区宮原3-4-30
	ニッセイ新大阪ビル16F
	http://www.medica.co.jp/
編集担当	山川賢治
装幀・イラスト	渡邊真介（ワタナベ・イラストレーションズ）
組　版	株式会社明昌堂
印刷・製本	株式会社シナノ パブリッシング プレス

© Kazuma ISHIBASHI, 2018

本書の複製権・翻訳権・翻案権・上映権・譲渡権・公衆送信権（送信可能化権を含む）は、（株）メディカ出版が保有します。

ISBN978-4-8404-6502-1　　　　　　　　　　　　Printed and bound in Japan

当社出版物に関する各種お問い合わせ先（受付時間：平日9：00～17：00）
●編集内容については、編集局 06-6398-5048
●ご注文・不良品（乱丁・落丁）については、お客様センター 0120-276-591
●付属の CD-ROM、DVD、ダウンロードの動作不具合などについては、デジタル助っ人サービス 0120-276-592